伤寒悟读

邓杨春 ◎ 著

中国健康传媒集团
中国医药科技出版社

内 容 提 要

本书通过通俗易懂的方式，介绍学习《伤寒论》的方法，从五运六气及六经角度解释疾病发展、痊愈的过程，并有作者自身将《伤寒论》应用于临床的感悟和用药心得，最后总结六经治疗大法。能帮助读者理解《伤寒论》中的深刻内容，于临证大有裨益。本书适合中医药爱好者阅读，也可供中医药临床、教学人员参考。

图书在版编目（CIP）数据

伤寒悟读/邓杨春著 . —北京：中国医药科技出版社，2023.6

ISBN 978 - 7 - 5214 - 3912 - 0

Ⅰ. ①伤…　Ⅱ. ①邓…　Ⅲ. ①《伤寒论》—研究　Ⅳ. ①R222. 29

中国国家版本馆 CIP 数据核字（2023）第 083044 号

美术编辑　陈君杞
版式设计　诚达誉高

出版　**中国健康传媒集团** | 中国医药科技出版社
地址　北京市海淀区文慧园北路甲 22 号
邮编　100082
电话　发行：010 - 62227427　邮购：010 - 62236938
网址　www. cmstp. com
规格　710 × 1000mm ¹⁄₁₆
印张　11¼
字数　158 千字
版次　2023 年 6 月第 1 版
印次　2023 年 6 月第 1 次印刷
印刷　三河市万龙印装有限公司
经销　全国各地新华书店
书号　ISBN 978 - 7 - 5214 - 3912 - 0
定价　49.00 元

获取新书信息、投稿、为图书纠错，请扫码联系我们。

《伤寒论》是学习中医路上的一座山，这座山虽然是我们走向远方的阻碍，但也是我们看得更远的基石。跨过去了，就是一种新境界；跨不过去，就是死于句下的书虫。所以要想提升中医临床水平，就必须读伤寒，悟伤寒，用伤寒。

《伤寒论》不易懂，是众多中医学子的心中石，我认为学习《伤寒论》有三重障碍。

一重是历史文化障碍。张仲景写《伤寒论》的时候的世界观、方法论跟我们现在是不一样的，所以我们眼中的伤寒不是张仲景眼中的伤寒。

一重是人为创造的障碍。历来解读《伤寒论》的医家众多，言人人殊，搞得大家不知道何去何从。所以注解读得越多，就越发现自己无知，觉得东家说得好，西家解得妙，而自己肚子里总是空空，临床上疗效不满意。

一重是过于理想化的障碍。很多人学习古人经验，都喜欢将理论理想化，替张仲景创造一个模型，一定要按照模型的规律来解读，一本书只用一个内在逻辑来解释，这样其实很容易曲解张仲景的原意。

基于以上提出的三重障碍，我觉得我们应该端正态度，要用做学问的方法来解读《伤寒论》，以实现学习目标。首先，我们读《伤寒论》一定要原原本本地读，不能断章取义地读。我认为《伤寒论》397条条文应该变成297条，里面的每个字都要按照文字本来的意思来理解，特别要注意《说文解字》中对文字本义的解读。其次，从临床出发理解《伤寒论》。语言、文化可能有变化，但是人体的气血阴阳是自古以来就不变的，实事求是，就是求临床之是，这样才能提升临床的能力。再次，不要理想化地解读古人的理论，不要从一个逻辑出发理解古人。仲景虽有创举，但是也有很多观念是陈陈相因的，《伤寒论》的内在逻辑未必同源，也可能是融汇百家而成，所以我们不能用一个模型来解释《伤寒论》。

我通过对《伤寒论》十余年的研读，对和阴阳、三阴三阳、理法方药等方面都有自己的思考，这些思考不一定完全正确，但是也是理解《伤寒论》的一个角度。我在前期出版了《经方串讲》的基础上，再撰写本书，是对上一本书缺憾的弥补，也是对自己学习《伤寒论》心路历程的记录。不敢敝帚自珍，故付诸出版，请诸位一同推敲。

邓杨春
癸卯岁 于樱花园

目 录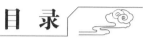

第一章　如何学习《伤寒论》

第一节　读《伤寒论》能否快速提升临床水平?

《金匮要略》入门最快速，但是瓶颈期来得也快

我相信绝大多数学中医的人都看过《金匮要略》，尤其对于初学者来说，学习这本书后，治病取得的疗效都是其他书给不了的，因为里面包括了绝大多数内伤疾病的治疗方药，只要我们记诵得够多，那么遇到疾病都可以开出方来。

我学中医也是从这本书入手的，所以五六年前，我对《金匮要略》的熟悉程度要高过《伤寒论》，但是《金匮要略》学久了之后，会发现很多疾病的疗效都不是很理想，诊疗思路有严重的局限性。我们无法在仲景方剂的基础上创新，治疗每一个病都是几个方之间加以转换，用了一遍之后，会发现效果原来也不过如此，而且很多时候方药越用越复杂，思路愈发混乱。

很多名医只用几个常用方

《金匮要略》学习久了，我们会发现，疾病种类太多，所以治疗的时候应该有很多方法，不同的疾病有不同的治疗方。如果想治好绝大多数的疾病，就需要背诵很多方剂，最后越学越复杂。

没有深入学习过《伤寒论》的人，就不会知道，其实治病的关键在于"巧"，而非使用很多药物。

我在与不少名医的交往的过程中，发现一个规律，那就是一个医生在治病时，其实常用的只是几个基础方，加减变化，最终都是可以把疾病治疗好，关键每次开方的药味数还很少，这是什么原因？

《伤寒论》中的细节

有同学说，自己看的病太少，所以进步慢，如果多见一些疾病，那就会进步得快一点了。然而，实际问题可能是学习不得法。我们看《伤寒论》的时候，会发现张仲景写的每一个字都是临床实践，只要我们把所有的内容都吃透，那么看病自然就有疗效了。这也是我在讲解《伤寒论》的时候最看重的，看重《伤寒论》的现行条文，还有隐藏的条文，因为这些内容决定了我们辨证的水平，决定了我们抓住要点的水平，决定了我们开方的思路。

张仲景在写《伤寒论》的时候，都是把几个类似的症状放在一起，只要症状稍有差别，方剂就必须改变，否则就会无效。比如，同样是少腹拘急，如果小便不利，那就是蓄水，必须用五苓散之类的方药；但是如果没有小便不利，但有"其人如狂"的症状，那就是蓄血，治疗的时候就要用抵当汤。

现今中医理论的问题

现今有一些中医理论，将《伤寒论》的理论系统化、空心化，最后让学生难以理解。所以才出现方证对应这样一个的解决方案。

比如，少腹拘急，小便不利，基本上就可以确定是蓄水证，要直接用五苓散。这是实践所得，但是理论上还要升华一下。少腹拘急，小便不利就是膀胱气化不利，膀胱气化不利又有很多种情况，最后导出很多方药。

又如补中益气汤，本来是治疗内伤疾病的，几乎所有的内伤脾胃病都可以治疗，但是我们总结出该方对应中气下陷证之后，补中益气汤的治疗范围就扩大了，但扩大了之后就有可能会出现疗效不明显的情况。

同样，还有很多方剂，比如四物汤，本来只是针对肝血虚的方剂，然而我们发现这个方剂可以治疗很多种血虚的疾病，所以最后给四物汤的定位就是补血，它的适应证范围就很广了，而最终也会导致疗效下降。

所以，学习《伤寒论》，就是要局限每种方剂的使用范围，此时的疗效才能显著，如果扩大了使用范围，疗效就会下降。而要限定每个方剂的使用范围，就必须有前提，这就是《伤寒论》之中的各种"辨"了。

第二节　提纲挈领地学习《伤寒论》，
久久为功地学加减妙用

前面说到了学习《伤寒论》的要法之一就是要学习里面的细节，比如说服用某方，有的条文只是几个字。"心下痞者"，半夏泻心汤主之；"胸满者"，小柴胡汤主之。

如果对比一下上下文，就会发现这几个字的出现是很有意思的，同样是一个病，病了很久了，如果只是心下痞，那就是半夏泻心汤主之。学会了这个条文，就能应对很多疾病了。

再举一个例子，我们知道《伤寒论》之中有一个方叫炙甘草汤，这个方治疗的其实就是"心动悸，脉结代"，就这么六个字，就是用药的关键，而心动悸的人，不一定有脉结代，但脉结代的人却一般都有心动悸，所以有的时候就可以直接将心动悸作为用药的唯一标准，只要是心动悸的患者都可以考虑使用这个方剂。

六经各有主方

学习《伤寒论》，就是要学会几个方的加减，学会了之后，治疗很多疾病就简单了。比如桂枝汤、麻黄汤、小青龙汤、大柴胡汤、小柴胡汤、柴胡桂枝干姜汤、葛根汤、白虎汤、麻杏石甘汤、大小承气汤、半夏泻心汤、理中丸、四逆汤、四逆散、吴茱萸汤、当归四逆汤、乌梅丸等。

上述十余首方剂都是非常重要的，基本上可以构建大多数疾病的治疗框架，多数疾病出不了这十余首方的范围。具体来说，每首方又有几个关键的"指数"，就是某些症状只要出现了，就可以使用该方。如果把这些方的使用都精通了，那大半的疾病治疗都有了思路。

但是，对于这些方的使用，还有不少人没有思路，因为并不是每个患者都是初起疾病，他们往往会有各种症状结合在一起的现象。比如，有的患者既有表证，又有里证，此时该如何治疗？如果没有学习《伤寒论》的原文，我们就不知该如何解答了，只会用后世常用的表里双解法。但是《伤寒论》好像从来不用表里双解法，不知道是仲景不懂这个套路，还是说仲景已经把这个套路学通了。

抓住关键，才能简化治疗方案

同样是治疗表证，仲景有两个方案，一个是麻黄汤，一个是小柴胡汤，所以我们可以看到，麻黄汤与表里双解的小柴胡汤有时是有等价作用的，我们治疗疾病时需要考虑，什么情况下使用麻黄汤，什么情况下使用小柴胡汤。

另外，同样是里证，比如腹泻，又加上外感，仲景也有两个方案，一个是太阳阳明合病，使用葛根汤，还有一个是太阳阳明合病，使用麻黄汤。难道说麻黄汤只是解表的药物吗？显然不是。那么表里证皆有的时候，我们是表里双解还是解表和攻里同时用呢？

只要抓住重点，就可以解决问题，这就是我们运用这些方的关键点。后世的医家，如吴又可就有新的发现，他发现在治疗瘟疫的时候，同时有表里证，不要去管表证，直接用大黄类方剂下之，表自然就解了。

这两个案例都告诉我们，治病的时候要抓住重点，没有抓住重点的用方，不管多么面面俱到，都会"抓瞎"。

第三节　怎样学《伤寒论》才能成为好的中医？

临床上有两个大忌讳，第一忌讳心思不缜密，不但抓不住要点，还观察不到细节，这种医生的疗效是不会好的；第二忌讳胆不大，我们所说的胆大不是胆大妄为，而是在关键时刻有魄力。因为疾病治疗的时机转瞬即逝，如果没有把握住这个机会，就会前功尽弃。

"用思精，而韵不高"

张仲景的同乡何颙在评价他的时候说了这样一句话："用思精，而韵不高，后将为良医。"这是什么意思呢？其实就是说，张仲景这个人心思缜密，但是志向不是太高，所以可以成为一名很好的医生。

从中可以看出，成为一名好医生的关键，就在于是否能细致地思考，如果一个人的心思不细腻，整天想着发明创造，开宗立派，其实是很难提升临床疗效的。甚至说有些医生除了有做一个好医生的志向，还有政治抱负，那么这类人自然心思也不会放在行医上，没有沉下心来，最终也不会有好的医术。

所以，做一个好的医生，需要有非常细腻的心思，且仅专心于医学，只有这样才能有精湛的医术。

细节决定成败

用伤寒方就是要注意细节，大多数情况下，用药是大开大合的，只要用对了经方，不管是药量有差距，还是多一味药少一味药，疗效都差不多。

但是有时经方的使用又是"斤斤计较"的。比如，我们都知道葛根汤是用来治疗感冒的，特别是有肠胃症状的感冒，但是如果用药的时候气温不对，或者有其他的因素干扰，就有可能因为发汗太过导致其他疾病，比如直接转到少阳病。

我们在学《伤寒论》的时候，要注意吃药的时间，药怎么吃，吃多少。但是这些东西又不是恒定的，而是要根据患者的条件来改变，因为随着疾病的改变，很多因素都会改变。所以，仲景在描述服药的节奏的时候，都是根据患者的反应而定的，如患者吃了药出现了什么情况，就要停止用药；如果没有出现什么情况，就要继续服用。

　　所以，学伤寒，就是要非常细心，非常谨慎。但是同时，我们又可以看到，现在很多人的"经方"组成是比较复杂的，所谓的使用经方，只是以经方的几味药为底子，然后加入大量的其他药物，这种医生其实就是"胆不够大"。很多有过临床经验的医生会都有一种心理，当开出去的药方感觉不是太对应患者的症状时，就会在原方的基础上不断地加药，最终的方剂的药味组成已经完全超出了经方的范畴，而收效亦不佳。

　　总的来说，我们在用经方的时候，胆要大，心要细，这样才能真正使用好经方。

第四节 《伤寒论》与《金匮要略》
剂量问题之我见

陶弘景认为仲景的"两"应该是汉代"两"分量的二分之一

公元500年左右，陶弘景注解了《神农本草经》，成就斐然，在《本草经集注》的开篇，为了说明用药的方式方法，陶弘景对古代度量衡也加以考证。

"古秤唯有铢两，而无分名。今则以十黍为一铢，六铢为一分，四分成一两，十六两为一斤。

虽有子谷黍之制，从来均之已久，正尔依此用之。但古秤皆复，今南秤是也。晋秤始后，汉末以来，分一斤为二斤耳，一两为二两耳。金银丝绵，并与药同，无轻重矣。古方唯有仲景，而已涉今秤，若用古秤作汤，则水为殊少，故知非复秤，悉用今者尔。"

在度量衡的发展过程中，魏晋是一大转折，晋以前1斤是晋以后的2斤，但是这种新制度到底开始于何时？陶弘景按照自己的意思结合实践，认为仲景用的是新的度量衡，也就是说用的是晋以后主流的度量衡。

汉代的两约今15克

《中国古代文化史》认为从秦代到新莽时期，1斤=250克。这样算，1两其实就是15.625克，这是现代公认的1两的含量。另《汉书》记载："本起于黄钟之重。一龠容千二百黍，重十二铢，两之为两。二十四铢为两。十六两为斤。三十斤为钧。"根据《汉书》对两的定义，1两=24铢=2400粒黍米的重量，而有关实验表明1200黍米重7.4克。故而，汉代1两约等于15克，当无异议。因汉书所采用的资料来自刘歆，而刘歆的观点是新莽时期的代表性观点，所以《汉书》的度量衡其实是东汉以来的度量衡，跟秦代的度量衡基本是一致的。根据现代出土的东汉末年度量衡，容器比西汉要略小。

仲景所处的时代，度量衡已经变小

如此，仲景的 1 两重量当有两个可能，一是 7.5 克，一是 15 克。《晋书》记载："元康中，裴頠以为医方人命之急，而秤两不与古同，宜因此改制权衡，不见省。"也就是说西晋年间，度量衡已经有点混乱，裴頠上书，没有得到回应。

又《晋书宣帝纪》云："先是，亮使至，帝问曰：'诸葛公起居何如，食可几米？'对曰：'三四升。'次问政事，曰：'二十罚已上皆自省览。'帝既而告人曰：'诸葛孔明其能久乎！'"

《周礼》注云："君用梁，大夫用稷，士用稻，皆四升。"但是按照司马懿的说法，诸葛亮应该是食量不佳，汉初时三四升应该是正常饭量，但却不被看好，可知当时的度量衡已经比汉初小很多了。

《隋书·历律志》云："梁、陈依古称。齐以古称一斤八两为一斤。周玉称四两，当古称四两半。开皇以古称三斤为一斤，大业中，依复古秤。"齐的重量单位是 1 古斤 =1.5 斤，陶弘景是齐梁人，《本草经集注》用的是梁的度量衡，陶弘景的意思与隋书记载相差甚大，1 古斤 = 2 斤。那么，到底谁的说法才对？到底应该如何理解陶弘景的话？其实，汉代的斤所含的物越来越少，以至于陶弘景认为现在的 2 斤才能抵得上汉代的 1 斤，所以说"汉末以来，分一斤为二斤耳，一两为二两耳"。但实际上没有陶弘景说的那么严重，所以齐的法令制定者认为现代的 1.5 斤 = 古代的 1 斤。

仲景的两应该与齐所说的两相差不大

这个认识很重要，因为他们的标准是古代的，而不是现代的，复古才是可能更正确的。以此而论，张仲景所谓的 1 两应该是汉代 1 两的 1/2 ~2/3 的分量，也就是说 1 两 = 7.5 克 ≈ 10 克。根据度量衡越来越小的规律，张仲景的 1 两应该接近 10 克，按照 10 克来计算误差不大。

第五节　《伤寒论》共 297 条

历来医家都对《伤寒论》有 397 条坚信不疑，但是仔细解读发现，其实《伤寒论》被割裂开来才是其被误解的根本原因，譬如第 58 ~ 66 条其实是一条，这 9 条都是在解释"阴阳自和"必自愈：

"凡病，若发汗、若吐、若下，若亡血、亡津液，阴阳自和者，必自愈。

大下之后，复发汗，小便不利者，亡津液故也，勿治之，得小便利，必自愈。

下之后，复发汗，必振寒，脉微细。所以然者，以内外俱虚故也。

下之后，复发汗，昼日烦躁，不得眠，夜而安静，不呕不渴，无表证，脉沉微，身无大热者，干姜附子汤主之。

发汗后，身疼痛，脉沉迟者，桂枝加芍药生姜各一两人参三两新加汤主之。

发汗后，不可更行桂枝汤。汗出而喘，无大热者，可与麻黄杏仁甘草石膏汤主之。

发汗过多，其叉手自冒心，心下悸，欲得按者，桂枝甘草汤主之。

发汗后，其人脐下悸者，欲作奔豚，茯苓桂枝甘草大枣汤主之。

发汗后，腹胀满者，厚朴生姜甘草半夏人参汤主之。"

第 58 条是整个疾病的治疗原则，也就是在伤寒误治之后会出现的诸多情况怎么解决，后面的处置其实都是解释第 58 条的。大下后又发汗，应该来说不可能有大误，但是还是出现了小便不利的情况，只需要等津液恢复即可。

下面按照辨证论治的原则对伤寒论的条文进行进一步的分类。从第 1 条到 21 条基本每条都有自己的主旨，也就是说每条都是一个完整的意思，故仍旧单独成条；第 22 条应该和第 21 条合并成一条；第 24、25、26 条应该是一条；第 27、28 条为一条；第 29、30、31 条是承接的关系，不可看作两卷；第 31 条所主治的就是第 29、30 条所说的情况；第 48 ~ 54 条是一条，总论太阳阳明并病；第 58 ~ 66 条为一条；第 67 ~ 70 条为一条；第 74 ~ 77 条为一条；第 88 ~ 90 条为一条；第 91 条与第 92 条为一条；第 96 ~ 98 条为一条；第 112、113 条为一条；第 114 ~ 118 条为一条；第 121、122 条为一条；第 128 ~ 133 条为一条；第 140、141 条为一条；第 150、151 条为一条；第 153、156 条为一条；第 161、162 条为一条；第 166、167 条为一条；第 174、175 条为一条；第 177、178 条为一条；第 210、211 条为一条，第 216、217 条为一条；第 221、223 条为一条；第 225 ~ 227 条为一条；第 231、232 条为一条；第 238 ~ 243 条为一条；第 244 ~ 247 条为一条；第 250、251 条为一条；第 253 ~ 255 条为一条；第 256 ~ 258 条为一条；第 266、267 条为一条；第 276、277 条为一条；第 282、283 条为一条；第 339、340 条为一条；第 351 ~ 355 条为一条；第 359 ~ 368 条为一条；第 369 ~ 375 条为一条；第 376 ~ 379 条为一条；第 384、385 条为一条；第 386 ~ 391 条为一条；第 397、398 条为一条。

第二章 《伤寒论》的时间观

第一节 脉分阴阳，如何能确定人的生死？
这和时间有什么关系？

在《伤寒论》辨脉法之中，第一段就是辨别阴阳。所谓的阳脉就是感觉比较有力，气血非常充盈，这样通过脉象我们就知道一个人的内在气血状态了。但是我们知道《伤寒论》是一本临床书籍，对临床经验不足的人就会显得有些抽象，所以我们需要做的就是讲解一下这些内容，让大家对《伤寒论》有一个非常直观的理解。

凡阴病见阳脉者生，阳病见阴脉者死

这句话其实很容易使我们联系到"阳明无死症"，因为阳明病的表现多为高热，这个时候气血都是充足的，所以不会出现死症。不过，临床上西医常将高温"浇灭"，使得人体的气血受到伤害，所以经常把阳脉消灭，最后出现阳虚的现象。

在太素脉法之中，如果是社会贤达人士出现了五阳脉，一般都是正常的，但是如果出现了五阴脉，那就是不对了，比如性情不好，或者生病；另外，五阴脉一般出现在体力劳动者身上，如果体力劳动者出现了五阳脉，那则代表着这个人状态很好。

一般来说，出现阳脉就是有生机的表现，所以从人体的角度来说，我们要看到阳气的重要性，要看到气血的重要性。

贵阳贱阴，是不是可以一味地扶阳？

在读《伤寒论》的时候，我们看到的绝大多数的方剂都是扶阳的，只有少数几个方剂是滋阴的，比如炙甘草汤，比如承气汤，这些方剂其实是经常使用的，只是使用的频率还是没有桂枝汤、麻黄汤等那么高。

从中医的角度来说，如果一味地扶阳，其实很容易导致阳气越扶越虚，这个规律也是经过一段时间的临床才发现的，因为阳气是不能靠药物来补充的，必须是自己生产才能真正充足。如果长期扶阳，其实很容易耗散一个人的肾精，表面上看是精力充沛了，实际上是根基不稳。

我们知道，一个人的肾脉的强弱一般代表着父母的状态，也就是说肾为先天，如果我们使用得太过频繁，就是在消耗先天的能量。

从人本身来说，肾脉是一个人的根本，决定着一个人寿命的长短，所以我们需要好好地爱护肾。

过度扶阳就是在用寿命搏舒适

大家知道，阳虚的人经常生病，但是如果过度扶阳，虽然可以驱赶邪气，但是也在耗散自身的气血和元气。扶阳的时候，如果不注意用后天脾胃源源不断地生产气血，就会耗散肾精太过，导致过早地衰老。

偶尔生病其实并不一定是坏事，反而是好事，只要我们能够将肾气呵护住，就行了。

第二节 为什么有的疾病 14 天加重，有的疾病 17 天加重，都是怎么计算的？

在中医的古典医籍之中，有很多有意思的内容，比如可以看到"法当×日加剧""法当×日痊愈"，这些概念到底是怎么来的？是临床的观察，还是逻辑的推理？我们如果要理解这些内容，就必须了解古人的逻辑世界。

比如《伤寒论》之中有关于阴结、阳结多少天加剧现象的描述。首先，阴结、阳结都是以不大便为基础的，阳结是脉浮，发热，还有大便不通畅，此种症状就会 17 日加剧；而阴结则是在脉沉的基础上，还有大便不利，14 日加剧。这是什么逻辑呢？我们要看到，《伤寒论》之中有多重逻辑。现代人解释这个条文，完全是按照六经传变来解，比如成无己就是这个思路，事实上并非如此。一般来说，一个人的疾病加重是有时间规律的，如果按照二十四节气计算，就会是 15 天，不过这个 15 天是否准确呢？其实一年二十四节气，每个节气的时间长短会有误差。而在中医典籍之中，很多内容都是按日来计算的，所以就有可能出现 16 天或者 14 天的误差。另外，还有一个原因，那就是不同的疾病给人的主观感受是不一样的，所以即使加重了，也许需要一定的反应时间，这种要素我们也要考虑在内。

对于绝大多数的患者来说，15 天的疾病加重时间是比较普遍的，所以我们在预测慢性疾病转归的时候，一定要有比较清晰的时间观念，这样才能分辨患者到底是吃药出现的不舒服，还是因为节气导致的不舒服，才好把握用药的节奏。

前面所说的 15 天左右的疾病加重，是根据二十四节气决定的，但是在我们预测疾病的时候，还有其他很多逻辑。比如十二地支逻辑，比如十天干逻辑，比如五行逻辑，还有六经体系逻辑，甚至还有八卦逻辑，这些逻辑我们都可以在中医典籍之中找到例子，如果只是按照六经传变的逻辑，或者五行变化的逻辑来理解，那就很有可能会误读经典了。

第三节 为什么感冒好了，还要12天才能痊愈？

治病一定要顺应天时，也就是所谓的"因天之序"，因为天气的变化对于疾病的影响是至关重要的。

为什么有的人感冒好了之后，还需要12天才能痊愈？其实这个就是《伤寒论》之中的一个另外的逻辑，前面我们说过，一个周期为15日的疾病加重的时间节点，下面我们还需要分享一个12日的疾病痊愈的时间周期。

我们知道感冒是一种因为风邪严重而导致的疾病，那么风邪严重主要问题其实就是木太过了，木太过体质就容易感受风邪，很容易感冒，而日期其实也是有五行属性的，天干地支计时法之中，地支有子、丑、寅、卯、辰、巳、午、未、申、酉、戌、亥，其中表示木的是卯和寅。

一般来说，感冒常发生在寅、卯这两个日子，因为此时的木太过会加重，但是到了什么时候症状会减轻呢？就是申、酉这两个日子。如果我们治疗得法，一般来说寅日得感冒，到了申日感冒就好了，所以这个就是7天的自愈周期。

如果我们用中医药的方法治疗，又顺便搭了一趟天地之气的"顺风车"，那么患者在申日或者酉日就差不多痊愈了。但是如果是经常感冒的人，还需要一定的时间恢复元气，此时再搭上天地之气的"顺风车"，那就是12日以后了，这就是对"风家不了了者，十二日愈"的一个完美的解释。

是否所有的外感病痊愈的周期都是12日呢？还是说有所差别？事实上，我们观察到，伤寒感冒不一定在卯日，或者寅日，因为天干地支计时法还有天干，还需要关注甲、乙、寅、卯与其他干支之间的配合，最后确定木的力量，才能确定疾病情况。除此之外，其余的疾病类型，发病的特点也可以参照这个来推断。不过，这个模型是理想的，而事实上要关注的点远远不止这些，比如节气的周期是 15 日，天干的周期是 10 日，地支的周期是 12 日，这三者之间错综复杂的变化需要综合考虑。

特别要指出的是，人的体质有很大的差别，有的是土太过体质，有的是木不及体质，有的是火太过体质，不同的体质类型发病的时间不一样，不同的体质发病的感受也不一样，所以才会有复杂的发病和疾病痊愈规律。

第四节 也谈六经欲解时及其运用

六经欲解时是理解《伤寒论》和疾病发展规律的一个切入点，自古以来，诸多伤寒大家都在解释这个问题上做了很多尝试，理皆不差，但是具体运用就有很多偏差了。在此根据文献考据及阴阳五行规律进行一些剖析，期望有助于学术发展及临床实践。

六经辨证其实是"三阴三阳辨证"

历代医家对于"六经"皆有自己的理解，或者认为是经络，或者认为是地界，或者认为是六气，但这些都不是仲景原本的意思。按照仲景生活时代的背景及《伤寒论》有关原文的论述，仲景极重阴阳、五行，如《平脉法》（后世有医家认为此篇为后人伪造，按照《脉经》记载及与《伤寒论》文本内容相互对照可以发现，《平脉法》应该是仲景自己的学术思想）论脉提纲："脉有三部，阴阳相乘。荣卫血气，在人体躬。呼吸出入，上下于中，因息游布，津液流通。"又有："'脉有相乘、有纵、有横、有逆、有顺，何也？'答曰：'水行乘火，金行乘木，名曰纵；火行乘水，木行乘金，名曰横；水行乘金，火行乘木，名曰逆；金行乘水，木行乘火，名曰顺也。'"仲景论脉，以五行、阴阳作为纲领，具有非比寻常的意义。

实际上，三阴三阳在汉代也是有五行属性的，如《白虎通义》中记载："少阳，木也；太阳，火也；少阴，金也；太阴，水也。"而阳明为两阳相合，厥阴为两阴交尽，都是阳与阴需要藏起来之时，所以阳明与厥阴是属土的。

"欲解时"其实是"欲解日"

《伤寒论》六经病"欲解时"原文分载于第9条、193条、272条、275条、291条、328条。具体如下："太阳病欲解时，从巳至未上"（9

条）；"阳明病欲解时，从申至戌上"（193 条）；"少阳病欲解时，从寅至辰上"（272 条）；"太阴病欲解时，从亥至丑上"（275 条）；"少阴病欲解时，从子至寅上"（291 条）；"厥阴病欲解时，从丑至卯上"（328 条）。历来医家都将其中的地支理解成时辰，但是顾炎武《日知录》记载："古无以一日分为十二时之说。《洪范》言岁月日，不言时。《周礼·冯相氏》掌十有二岁，十有二月，十有二辰，十日二十有八星之位，不言时。屈子自序其生年月日，不及时。吕才《禄命书》亦止言年月日，不及时。"又："故《素问》曰：'一日一夜，五分之。'《隋志》曰：'昼有朝有禺，有中有晡，有夕夜，有甲乙丙丁戊，而无十二时之目也。'"地支用于计时辰在汉代还未形成，此时的地支只用于记载日期。此其一也。

又，《伤寒论》中涉及很多时间概念，如："伤寒一日，太阳受之，脉若静者为不传；颇欲吐，若躁烦，脉数急者，为传也。""伤寒二三日，阳明少阳证不见者，为不传也。""病有发热恶寒者，发于阳也；无热恶寒者，发于阴也。发于阳者七日愈，发于阴者六日愈，以阳数七，阴数六故也。""太阳病，头痛至七日已上自愈者，以行其经尽故也。若欲作再经者，针足阳明，使经不传则愈。""太阳病欲解时，从巳至未上。""风家，表解而不了了者，十二日愈。"太阳病欲解时的前后皆是以日期作为单位，而没有出现以时辰作为单位的先例，此其二也。

按照疾病的发展规律，虽然一天之中有平旦、日中等时间的变化，但是疾病要痊愈也不是一两个时辰就可以的，只有在几天之中的某一天可能出现自愈的机会，所以按照常理，文中的地支也应该是日，而不是时辰。此其三也。

综合以上三条，仲景提出的欲解时其实指的是用天干地支记载的日，比如丁酉日、戊戌日等。

十二地支与五行

在十二地支计时中，也有一定的五行规律。按照汉代的观念："少阳，木也；太阳，火也；少阴，金也；太阴，水也。"《白虎通义》说："少阳见寅，壮盛于卯，衰于辰，太阳见于巳，壮盛于午，衰于未。少阴见于申，申者，壮于酉，衰于戌，故太阴见于亥，亥者；壮于子，衰于丑，丑者。"所以太阳病欲解时是火会局之中，巳、午、未三日；少阳病欲解时则是木会局，寅、卯、辰三日；阳明病欲解时是金会三局，申、酉、戌三日；太阴病欲解时是水会局，亥、子、丑三日；少阴病欲解时则是子、丑、寅三日；厥阴病欲解时是丑、寅、卯三日。太阳、少阳、太阴分别对应的五行，其中，"少阴负阳明为顺也"，少阴金与阳明之间有相互支持的关系，所以阳明病欲解时出现在"少阴金会局"。

最主要的就是少阴和厥阴，是出现了死症的情况，所以少阴病和厥阴病必须有水木之气，特别是东方木具有生气，在生、长、化、收、藏中具有特殊的意义。《白虎通义》中记载："水位在北方，北方者，阴气在黄泉之下，任养万物；水之为言淮也，阴化沾濡任生木。"又："何知东方生？《乐记》曰：'春生，夏长，秋收，冬藏。'"另外，汉代还有一个观念，即水、木可以生人，而土、金、火不能，所以《白虎通义》说："水、木可食，金、火、土不可食何？木者阳，阳者施生，故可食；火者，阴在内，金者阴啬吝，故不可食。"因此，应该从仲景所处的年代来理解《伤寒论》中的三阴三阳，而不是从现代人的角度想当然地理解。

第三章　发热与出汗的意义

第一节　发热到底是好是坏？

体温意味着免疫力

普通民众很少读《伤寒论》，故对于体温有很多误解，以至于小孩子只要有一点发热，就马上降温，这种错误的行为会使孩童抵抗力降低。

《伤寒论》的疾病划分标准，其实很有意思，我们知道胃口的多少是划分疾病的一个标准，还有一个标准则是发热的程度。根据一个人的发热程度和特点，我们将疾病分成了六类，而这六类疾病的特点直接决定了一个人生命的长度。

降温很简单，只需要用寒凉之药

其实中医治疗疾病，有的时候很简单，比如说发热，如果只是纯粹考虑降体温，很容易，那就是用一些寒凉之药就可以了。这就好比一些西医，只要人有发烧的现象，就静脉点滴药水，只要几瓶水下去，一般都不再发烧了。试想，一个人体内本来能量就不多，给体内注入那么多的比体温更低的水，可不就将体温降下来了吗？

但是，在降低体温的同时，这种方式也在降低身体功能。中医最关注的就是胃的功能，如果降温是自内而外的，胃部的功能就会降低得很快。这种与自外而内的寒气不一样，如果是自外而内的降温，人体就会发起自救，会大量地摄入食物。这也是为什么每当秋冬季节来临，我们吃的东西就较多，但是夏季来了，我们的食量就大幅下降。

要降温，提高免疫力才是"王道"

中医治疗发热的方法很多。

西医很难解决的两类发热就是中医所说的阳明病和内伤发热。阳明病之所以降温困难，关键因素就是肠道菌群的作用，我们只需要让患者排便，就可以降低体温。但是现在的西医，对这种用法考虑得太少了，毕竟在使人腹泻的同时，还会导致体液的丧失，所以他们就不用这种方法。

还有一种内伤发热，一些中医都比较难理解，为什么人已经很虚了，还会发热？西医学更是无法解决，只能靠患者的免疫力自愈。

第二节　发热和怕冷同时存在，该怎么办？

怕冷是一种状态，一般来说，阳气达不到人体的表面，人就会怕冷。一种情况是阳气郁，就是阳气在体内，因为经脉不通，气滞血瘀，不能到达人体表面，所以会怕冷；还有一种情况就是阳气本来就虚，所以无法达表。不管是哪种情况，所谓的怕冷，都是四肢冰凉的状态，而所谓的怕热，都是四肢烫热的状态。

发热则主要是因为体内有邪气，正气与邪气搏斗，所以会有发热的现象。不过，发热的真正原因应该是，邪气作为一种力量，将人体脏腑之中所藏之正气调动起来了，正邪交争就会表现为体温的异常。

举一个例子，当我们烧柴火的时候，火焰是非常均匀的，但是突然有来自外面的水泼进去，那就会发出异常的光和热。人体脏腑所藏的正气，就是支持火一直烧下去的力量，如果有邪气来打扰，火势就会突然变大，这个时候就会出现体温升高的现象。

体温 36.8 ~ 37.2℃，就是人体在正常地"烧火做饭"；体温 38℃ 或者更高，则是火里面闯入了邪气，此时因为火势比较旺，邪气就会在比较短的时间内消失；而如果邪气太旺，就相当于水太多，火就会被熄灭，这也是为什么很多人感冒一次，就一两个月都没精神。

所以发热和怕冷同时存在，那可能是这个人平时体温较低，然后突然有邪气传入，这个时候就出现了感冒状态，也就是中医所谓的表证的状态。所以我们在治疗的时候，就应该"撩拨"一下火堆，发一发表，这样就能使火比较旺，邪气消耗得比较快，疾病痊愈得也比较快。

经常处于"打鸡血"状态的人，不容易感冒

因为感冒的症状是怕冷和发热，如果有一类人从来不怕冷，那么

就基本不会感冒了，这类人就是阳气超级旺盛的人。一般这类人容易患中医所谓的阳明实病，平时的胃口很大，整天都精神亢奋，处于"打鸡血"的状态，阳气旺盛，所以会有抗击病毒的能力，也不容易感冒。

有什么方法可以提升自己的基础体温？

明白"体温就是抵抗力"这一点很重要，所以我们应该努力提升基础体温，只有这样我们才能获得很强大的抵抗力。不过在获得抵抗力的时候，有一些方法是可以持续的，有一些方法是不可以持续的，可以持续的方法就是打开阳气的源头。从医理上来说，阳气的源头在于阴，所以我们在提升阳气的时候，还要滋阴，也就是要不断地存储能量。另外，阳气还有一个源头就是脾胃，只有我们不断地摄入营养，才能不断地提升阳气、正气。在生活中，还有一种方法可以提升阳气，那就是运动，因为本来运动就是属于阳的，运动多了，阳气就会多。

第三节　人为什么会出汗，出汗的好处和坏处是什么？

我们在给患者调理的过程中，特别是调体质的时候，发现一些现象是很有意思的。比如有些人没什么特殊的毛病，就是汗多，那该怎么调理呢？有的人就是不出汗，这种又该怎么调理呢？

对于绝大多数汗多的人来说，阳气旺盛逼迫津液外泄是一个关键的因素，所以我们在治疗的时候一定要找到一个合适的方式，将这种浮越的阳气拉回来。这让我想起了一个案例，此案例是一位中年患者，他主要问题就是某年夏季的时候，因为急事，开着车出去，然后汗出当风，因此落下了面部汗多、发红的毛病。面部出汗、发红，在中医看来就是虚阳外越了，所以我开出了半夏泻心汤，这个方可以治疗湿热在内导致的阳气相对过剩。服半夏泻心汤之后的一段时间，患者的面部出汗和发红情况得到了非常好的改善。另外，该患者总是认为出汗有利于健康，所以每天必定会跑很长时间的步，出一身汗之后，感觉也很舒服。实际上，他的感觉是正确的。当有大量的湿热之气蕴结在内的时候，人是比较苦闷的，这时如果有一个机会使得津液外泄，促使热气泄出来，就会感觉很舒服，邪热之气也会减少很多，但这不是治本的办法。

同样的，如果一个人自身不容易出汗，就意味着他本身阳气并不是很旺，所以绝大多数阳虚的患者都是无汗的，即使是夏天也很少出汗，而当我给患者调理的时候，随着阳气的恢复，患者的汗液就会慢慢出来。

有一位女患者，想要减肥，我在给这位患者诊脉之后，发现她是阳虚体质，所以我就根据情况开出了温药。患者在服药一个月之后，结合体育锻炼，体重得到了很好的控制。当时是在秋天，这个季节其实是很容易增肥的，但是患者却轻了 2kg，这也让我们很欣慰。在减肥的过程中，患者出现了一个现象，她以前是不太出汗的，但是服用温热的药物之后，慢慢变得容易出汗了。其实这就是一个很好的改变，因为这是阳气恢复了，所以患者的精神状态也会变好，代谢能力也会增强，结合运动，很快就达到了自己的减肥目标。

出不出汗，是我们判断一个人阳气旺盛与否的另外一个指标，这与发热恶寒具有同等重要的地位，所以在仲景的《伤寒论》之中，出汗与否、发热与否是异常关键的。

第四节　怕冷，出汗，这是种什么病？

前面我们其实已经分析了怕冷的原因，那就是阳虚，而出汗的原因是阳气旺盛，如果既怕冷，又出汗，出现了矛盾的话，该怎么办呢？比如我们知道的典型的桂枝汤证和麻黄汤证，就对应着完全相反的症状。

桂枝汤证之中，最重要的两个点就是一边怕风，一边出汗。我们根据这些症状推断，一个人怕风，约等于怕冷，虽然与怕冷有区别，但是差别不大。怕风的原因是这个人体内寒气重还是风气重？

那么出汗是什么原因呢？这个一直以来都是中医争论的点。因为按照前面说的这些规律，这两个症状同时出现是问题比较大的，所以桂枝汤证其实是一个复杂的矛盾体。在影响人体的状态的因素之中，除了温度，还有其他要素，比如应对变化的能力。风气就是一种变化的因素，人体只要出现了应对变化不及时的情况，就会出现风气病。

桂枝汤证出汗的原因是什么？

按照我们前面总结的规律，其实出汗的根本原因就是体内的热气较重，这样才会导致体内的正气逼迫汗液外出，出汗是一个自我排出邪气的过程。但是桂枝汤证则是患者本来就有出汗的症状，治病就是为了改善出汗的症状。

桂枝汤证所对应的不是简单的寒气，而是所谓的风气，这个跟我们前面讨论的寒气有点区别。风本身代表的就是气候的变换，就是善变，所以要治疗这种疾病，就是要从人体的善变的角度加以考虑。

在运气体质学说看来，一个人身体的变化如果太剧烈，属于木太过体质，或者是土不及体质，而变化过大就是风气的特点。所以我们可以看出，针对汗太多的症状，我们就需要补足土气，但是这个时候因为风气太大，是外感疾病，所以就不敢用收敛性的药物（如白术）。

桂枝汤之中，大枣、甘草、生姜这三味药才是最主要的，而桂枝、白芍反而不是那么重要。所以如果出现了出汗的症状，可以直接用大枣、甘草、生姜等药，桂枝、白芍则要慎重考虑。

桂枝和白芍的作用是什么？

为什么治疗出汗不是用桂枝、白芍，而是用生姜、甘草、大枣呢？其实就是因为桂枝汤证的根本原因就是虚，所以需要一些补虚的药物，生姜、甘草、大枣就是补虚的药物。

另外，桂枝的主要作用就是降逆，因为桂枝汤证与其他汤证不同，该证的一个病理基础就是气都往上冲，所以必须将气降下来才行。同样，芍药这味药其实也是带领着气往下走，这个机制我们通过小青龙汤之用白芍和桂枝就可以看出来。

在降逆的时候，白芍与桂枝同时使用，就可以达到很好的效果，如果只用桂枝的话，降逆的效果还没那么好，比如我们熟知的麻黄汤就没有降逆作用。

第五节　怕冷，无汗，才是阳气虚的表现

前面说的桂枝汤证是比较复杂的，所以在治疗的时候需要用中医里面的和法。和法到底是什么法呢？此处的和法是和营卫。营卫涉及表证，和后文的小柴胡汤的和法还有半夏泻心汤的和法是不一样的。为什么用和法？其实桂枝汤证就是人体内部的紊乱，不是纯粹的寒气，也不是纯粹的热气，所以这类疾病很难治疗。

和法的表现

其实仲景的和法，就是我国古人的智慧，所谓的"执其两端，用其中"，不会用一个单向的力，而是调和寒热。和法的代表方就是桂枝汤、小柴胡汤、半夏泻心汤，四逆散也有点和的意思。

不过四逆散的"和"不是用于中焦，而是在于胸胁，所以不能一概而论。桂枝汤、小柴胡汤、半夏泻心汤这三个方都有一个关键的因素，那就是生姜、甘草、大枣的组合。

不过，绝大多数人可能已经注意到了，不仅仅是这三个方有这几味药，仲景方中，几乎治疗外感疾病的都会有这几味药，或者是一味，或者是两味，或者是三味。其实就是因为人体的疾病比较复杂，我们没有办法只在一个维度进行考虑，所以要随症加减。

重视津液的补充

其实和法是最高端的补法，人体多有经络不通的毛病，如果我们不分青红皂白地补，就会出现局部过热的现象，也就是"上火"。仲景显然已经发现了这些问题，用大枣、甘草、生姜就是最好的解决方案。

这些药物补充的是人体津液的来源，仲景最重视的就是人体的津液，所以治疗伤寒疾病要始终关心津液是否充足，如果津液不充足了，吃药就会疗效减半，或者没有疗效。没有津液的补充，人体经过发汗

的过程就不可能排出体内的邪气，所以必须要重点考虑这几味药。

寒气重，则恶寒，无汗

其实出汗的原因就是热气太重。有的人可能会反驳，难道湿气不会导致出汗吗？很显然，湿气也是导致出汗的一个重要的原因，湿气也是带有热量的。

我们知道，在一年四季之中，长夏季节的特点是湿，而这个时候的温度也是很高的，所以湿邪也是带有热量的。如果湿邪没有热量，那就是水，是冰，而不是湿气。

真正被寒气伤害的通常是阳气比较虚的人，所以我们看到伤寒感冒的患者，一般都是阳气比较虚的人，伤寒之后，不但怕冷，还不会出汗。但凡外感发热，会出汗的就不是伤寒，而是温病。单纯的伤寒，是非常好治的，只需要用温热的药物治疗，就可以获得很好的疗效。

第六节　温里能发汗吗？麻黄有温中的作用吗？

　　前面说到，阳虚是一个人怕冷的根本原因，那么阳虚是自内而外的还是自外而内的呢？其实，只要阳虚就是表里俱虚，所以我们在治疗的时候都需要考虑表里两个方面，只有考虑全面，才能获得理想的疗效。

　　我们发现，麻黄汤的疗效常比桂枝汤来得快，主要原因就是麻黄汤证比较纯粹，所以使用的时候辨证比较简单；桂枝汤证就有点复杂，所以在使用桂枝汤的时候见效没有那么快。

麻黄除寒

　　我们可能对麻黄都存在误解，总是认为麻黄是可以发汗的，所以只要遇见了不出汗的情况，就会用麻黄，实则不然。如果我们吃过麻黄类的方剂就知道，麻黄吃下去之后的第一反应就是整个身体暖洋洋的，这个感觉跟吃附子还不一样，附子吃下去温热的感觉没有那么快，没有那么明显。

　　所以我们要知道，麻黄与附子都是温药，但是各自的作用效果是不一样的，麻黄作用的有效期比较短，反应快；附子作用的有效期比较长，反应慢。

　　如果再深一步来说，麻黄其实是直接作用在心火上，所以一吃就能变热，但是变热的同时把人体的汗液也带出来了，汗液就是心液，对心脏会有一定的伤害；而附子则是吃进去之后，直接从下焦调动人体的元气，所以吃了附子之后，也会有阳气充盛的表现。

麻黄汤中桂枝、甘草的作用

　　我们在解读麻黄汤的时候，最常说的就是桂枝与麻黄同用，就可以发汗，事实上是不是这样的呢？其实还有很多方剂发汗是不用桂枝的，比如麻黄附子细辛汤。

桂枝的作用是什么呢？只有通读《伤寒论》我们才会发现，张仲景在《伤寒论》之中对桂枝的作用是有阐述的。桂枝和甘草最大的作用就是治疗因为发汗太多导致的心悸。当用了很多强效的发汗药物（如麻黄）之后，汗出太多，心气受损导致心悸，此时用桂枝、甘草治疗，就能回护心液。

正是因为麻黄的作用是温，所以遇见寒证，我们都可以考虑使用麻黄。不过麻黄"温"的机制在于调动心阳，如果患者心阳比较脆弱就需要慎用，不能逞一时之快，使身体丧失最后的战斗力。我们用麻黄的时候，时刻都要小心，过用就变成了发汗太过，温阳太过，就会出现阴虚的症状。

第七节　从温阳中得到快感，在温阳中死去!

消耗心阳很快乐

中医之中，有一个说法，那就是"心为君主之官"，"君主"是可以肆无忌惮的，而这种肆无忌惮就会获得一时的快感，但是不能长久。还有一个说法，那就是"心包为臣使之官，喜乐出焉"。

所以刺激一个人的心火，肯定是可以获得很多快感的，治病也是一样的道理。这也是为什么我们在用扶阳的方法治病的时候，患者吃药时都是比较幸福的，但是一旦停药，病症就会反弹，这就是我们经常说的"吃药成瘾"。

麻黄消耗心阳

吃含有麻黄的方剂，其实可以给人很好的感觉，使人处于一种特别舒服的状态，但是这种状态是不可以长久的。同样的，其他可以使人"成瘾"的药物，其实也是刺激心火的。所以我们在使用麻黄的时候，一定要谨慎。

心阳虚与抑郁症

麻黄本来就是消耗心阳之药，服用时可以给人带来快乐的感受。事实上快乐的同时会消耗人体的阳气，所以寒气严重的时候用这个药，患者体验会很好。很多抑郁症患者，都是因为火气不足，所以对世间的事物都没有太多的激情，最终导致做什么都觉得没有意义。针对火不及的患者，我们会用一些温阳的药物，这样就容易获得疗效。

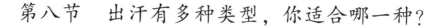

第八节 出汗有多种类型，你适合哪一种？

前面我们讨论了出汗的情况，其实出汗是一种人体的排病反应，也是一种正常的人体反应，同时也是治病之后最容易出现的现象。在《伤寒论》与《金匮要略》之中，吃药之后出汗的情况是非常多的，每种药物导致出汗的情况不一样，不同的出汗方式也代表着不同的疾病。下面，我们就来聊聊什么样的出汗是有利于身体健康的。

微微出汗，最健康

在张仲景的所有方剂的服药反应中，差不多有一半的解表的药物服用之后的出汗方式都是微微出汗。比如桂枝汤，服用桂枝汤之后，如果病情没有变化，那就是用药没有用对，或者用量不够，需要再服。有的时候，还需要啜热稀粥，喝粥本身就是可以促进人体出汗，补充人体津液的方法。

除此之外，在进行体育锻炼的时候，也需要出汗，但是我们出汗的状态应该是微微出汗，如果出汗太严重，则会有损身体健康。出汗太过，必须尽量补充水液，只有这样才能使人体的阴阳平衡。

满身大汗，最伤津液

在《伤寒论》之中，凡是出现了汗出淋漓的现象，一般来说多是疾病未能痊愈的现象，为什么是这样呢？比如在发表的时候，如果过用了发表的药物，就会汗出淋漓，很容易出现阴虚的现象，这个时候不仅津液没有补回来，还有可能因为汗出太过致津液丧失，导致阴虚。

另外，在治疗风湿病的过程中，如果出现了大汗，虽然排出了不少邪气，但是还是未能痊愈。我们在日常生活中，一般来说锻炼到了一定的程度，就会出少量的汗液，这些汗液其实是排出体内的湿气、寒气的，如果再加大锻炼的强度，那就是排出体内的热气，会降低体温。

当一个人真正汗出淋漓的时候，其实就是表不固，是卫气虚弱的表现，或者说是卫表受到伤害的表现。

头面出汗，阳气逼迫

有的人出汗只是面部出汗，但是面部以外的地方就不会出汗，这类人出汗的特点就是局部出汗，其实是人的"枢纽"出现了问题，我们一般将这类人诊为少阳病或者厥阴病。严重者就会出现"偏枯"，有的会患糖尿病。

为什么这类人只有头面部出汗呢？这个就是正气在体内分布不均匀，所以只要稍微动一下，就会出汗，头为诸阳之会，头面部出汗了，就意味着头面部接受了来自全身的阳气。

手心出汗，一般是阴虚

除了前面所说的这些出汗类型，其实还有手心出汗，手心出汗的人普遍都是心火较旺盛，或者是心气虚。如果是心火旺盛，那就是阴虚，这类患者需要滋阴来改善；如果是心气虚导致手心出汗的，一般来说就是心脏有问题，比如心律不齐等。

在热性疾病之中，阳明病的患者也会出现手心出汗，这种出汗的原因就是阳气旺盛，逼迫人体的津液从手心流出来。当然，除了这类出汗，还有自汗和盗汗，这些都是人体的气血阴阳出现问题的表现。与疾病痊愈出汗有关的只有两类，一类是微微出汗，还有一类就是战汗。

第九节 "发热全靠抖"是什么原因？

每当我们在寒冷的环境里，没有很好的保暖措施的时候，就会出现怕冷的现象，此时我们的身体会通过不断地抖动来获得能量，这个过程其实就是人体虚弱时的一种自救行为。如果我们在治病的时候发现患者因为体内气虚，没办法自动排出体内的邪气，是不是也可以通过"抖"来排出体内的病邪呢？

小柴胡汤证才会战汗？

很多人都有用小柴胡汤的经历，但是真正用了小柴胡汤之后出现战汗过程的人应该比较少。我们要知道，在《伤寒论》之中，战汗只出现在小柴胡汤方之后，所以有人理解为战汗就是少阳病才有的。其实，后世叶天士的《温热论》中也提到了战汗。

叶天士在写战汗的时候，说的就是因为胃气虚，所以要出现战汗而解，必须在方剂之中加入益胃的药物，比如沙参、玉竹、冰糖。这些药物都是可以补充胃气的，但是在所有的药物之中，最补胃气的药就是人参，而小柴胡汤之中就含有人参，所以服用小柴胡汤之后出现的战汗，也算是益胃气而汗。

只有柴胡类方证会出现战汗？

其实在服用柴胡类方的时候，很多时候都会出现战汗，不一定只有小柴胡汤。比如柴胡桂枝干姜汤，服后其实也会出现战汗现象。所以，益胃气使得战汗的解释，其实有点牵强，需要进一步探究战汗的原因。

我们知道，柴胡桂枝干姜汤也是针对少阳病兼有脾阳虚的患者，所以方中加入了干姜、天花粉。天花粉可以补充胃津，所以能作为益胃气的佐证。此外，干姜也有很强的益胃气的作用。

　　我们在抵御寒冷的时候，最常用的方法就是吃大量的食物，当我们摄入的食物足够的条件下，其实就会有更多的能量来抵御外来的寒冷，这跟我们通过战汗来发热出汗的原理是类似的。

　　所以战汗应该从两个维度来解读。一种是因为人太虚了，此时补一补，就有可能出现战汗的现象；还有一种则是病在少阳，需要以柴胡类的方剂解表，此时是通过战汗的方式将人体的邪气排出体外。

第四章　阴阳和，必自愈

"阴阳和，必自愈"，这是《伤寒论》之中判断疾病痊愈的金标准，所以不管是用哪种方法治疗疾病，只要痊愈了，都是达到了阴阳和。针对不同的患者，我们可以用不同的方法。如阳气旺盛，则可以用泻法，汗、吐、下都有泻的作用；如果阳气虚，我们就用温法。

在仲景的观念中，治无定法，所以用"阴阳和"来表达疾病的痊愈，来表达人体的健康状态，显示出中国古代文化，特别是古代哲学的深刻内涵。

第一节　出血的意义是什么？放血疗法疗效如何？

在中医传统认知中，出血是一种非常严重的疾病，不管是便血、吐血或是咳血，都倍受医家重视。但是实际上出血是不是完全负面的表现呢？放血疗法真的能治病吗？它能治疗的是什么疾病呢？

津血同源

在明白放血疗法是怎么回事之前，我们先了解一下中、西医对血的理解。

西医学认为血液是输送营养的介质，所以血液就意味着全身活动的能量的来源，要想身体健康，就必须保障有足够的血液。同时，血液的组成成分又是比较特殊的，因为里面不仅仅有"营养"，还有很多我们身体非常需要的东西，比如白蛋白，这些是人体抵抗外邪的重要物质保障。

中医所说的津血同源，其实就是人体津液的关系，组织液与血液之间存在着非常密切的联系，他们都来源于脾胃的运化。中医也知道血液之中有一些可以治疗疾病的物质，所以也将血液与营气相结合。

出血约等于出汗

明白了血液与津液之间的相互关系，就可以很好地理解出血的功用了。出血在某种意义上来说就是出汗，所以我们在治疗疾病的过程中如果出现了汗血，或者出鼻血的情况，那就是约等于出汗，疾病就会痊愈。

不过，如果是其他地方出血，那就不一样了。鼻血是从鼻孔出来的，与皮肤出汗的功效类似，但是如果是肠道出血，或者是其他组织出血，比如吐血，效果就不一样了。因为此时的出血的部位是内部，不是皮表，与出汗的过程不一样，所以不能等同。

放血疗法真的能治病吗？

早些年，很多地方是比较推崇自然疗法的，比如拍打法。这种方法就是通过拍打使一些毛细血管受伤，然后人体自然就会通过吸收淤血达到治病的效果，类似于现在的免疫疗效。我们在拍打的时候，其实造成了部分瘀滞，然后刺激人体自行产生活血化瘀的物质，实现了自我治疗。

刮痧的原理也与之类似，不过刮痧还有发表的作用，所以我们用刮痧治疗的很多疾病都以疼痛为主要表现，而对于虚人来说，这类治疗是不合适的。

我们必须看到，对于很虚的患者，不仅仅刮痧治疗是不可以用的，就是常规的发汗治疗也是要慎重的。所以，不管是发汗治疗，还是放血治疗，都要先明确患者的身体状态。先要诊脉确定患者的具体情况，只有在确定患者的脉是实脉，也就是说患者邪气旺盛，但是元气还没有受到损伤的时候才可以用这等泻法。如果有虚脉，那么不管是使用发汗的方法，还是放血疗法，都需要与补气相结合。

第二节 放血就能和阴阳？和阴阳到底 是什么意思？

前面说到出血与发汗有的时候有一样的功效，但是并不是说所有的疾病都可以放血，如果疾病还没有到达需要放血的阶段，那么放血就是没有用的。我们在农村的时候，经常会用放血来治疗猪瘟，猪瘟其实就是湿热疾病，到了后期会伤血，伤血之后就会有血瘀、血热，血瘀、血热会导致神志问题。在人群中也一样，很多血瘀比较严重的患者，特别是四肢末端比较瘀滞的患者，都可以用放血的方法治疗。

血瘀为何放四肢的血

我们在放血的时候，大多数情况都是放四肢的血，如十宣放血，应用十宣放血的原理是气滞血瘀导致气血冲头，此时只要对肢体末端进行放血，人体的气滞血瘀就能缓解，中风的患者就会比较快地醒过来。

所以我们可以看到，放血其实是一种调节体内气血运行的很好的方法，也是活血化瘀、清热凉血的好方法。

和阴阳的目的，就是使阴阳和

阴阳和的要义其实就是精神佳，人精神的好坏主要表现在白天的活力和晚上的睡眠上。所以如果我们通过放血的方式使人白天精神爽朗，晚上睡眠好，此时就已经达到了放血治疗的效果，即我们需要的阴阳和的目的。

在通往阴阳和的道路上，其实有很多方法，这些方法可以是和营卫，也可以是和气血，也可以是和脾胃，还可以是和表里，还有和虚实、和寒热等方法，每一种方案法使用后都会有相对应的身体反应。

（1）和营卫：主要是用桂枝汤，一方面加大津液的来源，一方面降逆气，最终达到了营卫和。服用桂枝汤之后，只需要微微出汗，就代表了营卫之间的步调一致了，疾病就开始好转了。

（2）和气血：通过活血理气，使得人体的气血通畅。所以我们在治疗失眠的过程中，可以用理气的方剂，也可以用活血化瘀的方剂，而比较少用放血的方案。气血和的反应就是人体突然感觉轻松了，气血的运行已经达到了一种让人无异样感而不察的状态。

（3）和脾胃：通过调节脾胃的功能，使得人体实现通降与上升之间的和谐，使"胃不和则卧不安"的状态得到改善。所以脾胃和，则阴阳也和，半夏泻心汤就是和脾胃的方法。

（4）和表里：和表里的方案有很多，其中一个最常用的就是小柴胡汤。通过和解表里，达到阴阳和的状态。服用小柴胡汤的反应多数是微微出汗，有的时候是战汗。

（5）和虚实：比如用泻药治疗实证，因为"邪气盛则实，正气夺则虚"，张仲景的医案中，有一个叫"调胃承气汤"的方子，在用方的时候，仲景说"和之"。本来承气汤是下法，何来"和之"之说？其实就是一种解决正气虚与邪气盛之间的矛盾的方法，此法就是和表里。

（6）和寒热：我们在临床上经常见到上热下寒的患者，对这些患者最好的治疗方法就是和寒热。比如黄连汤，治疗的就是胸中有热、丹田有寒的病症，只需要将人体的寒热进行和解，就可以达到阴阳调和的目的。除此之外，我们可以看到张仲景的很多方剂之中都有和寒热的作用，比如附子泻心汤等。

第三节　发汗能和阴阳

前面说到，在通往阴阳和的道路上，有不同的方案，主要看我们遇见问题的主要矛盾是什么。在我们使用这些和阴阳的方法时，如何判断达到了阴阳和的效果呢？通常有几个指标，分别是大便、小便、出汗和精神。这里我们就说说出汗。

"阳加之阴谓之汗"，出汗是什么原理呢？因为有了阳的要素，加入到阴之中，所以就会有汗。其实出汗是一个动态的过程，这个过程是缺不了阳气的，没有阳气的加持，阴液是不会自动跑出来的，即便要跑出来，也是从二便出来。所以从皮肤出来的汗，是基于阳气加持的阴液的运动。

发汗的一个重要功能就是排除体内的热气。那很多人就会问，为什么寒气重时反而要发汗？其实出汗是我们治疗的一个结果，并不是我们的目的。该出汗的时候出汗，不该出汗的时候不出汗，只有这样，人体的阴阳才是平衡的。

通常情况下，人体寒气重，那么津液就会保留在体内，此时就应该稍微提振一下阳气的力量，用温阳的方案。当出汗的时候，就代表着我们的阳气已经蓄积到了身体不需要的程度，必须通过出汗排出体内。

如果人体有郁火，这个时候汗液就会自动出现，但是如果经脉是不通畅的，汗液就不会自己出来，需要通过一定的手段将它赶出来。这就是"火郁发之"的治疗方略。

是否出汗，是人体内部的阴阳多少的指标。出汗说明阳气多，不出汗说明阴气多。如果汗出不止，则说明阳气不断泄漏，久而久之会阳虚。同时，汗也是阴液，所以有的时候也会出现阴虚，故阴虚与阳虚兼而有之。

治病时，一般是有汗的要求止汗，这是阴液回归的表现。桂枝汤证就是如此，用大量的生姜、甘草、大枣回阴液；无汗的要求出汗，麻黄汤证、葛根汤证就是这类，因为出汗代表着人体的阳气已经恢复，所以药后会有汗液出现。

不仅如此，在使用其他药物的时候，也会出现出汗的现象。比如用半夏泻心汤的时候，很多患者会有出汗的表现，其实这就是阳气恢复的状态，是很难得的。当然，也有用半夏泻心汤之后，患者从汗出淋漓到汗出减少，其实这就是补脾胃的作用，是人体的阴液得到了恢复。这两者都是阴阳和的表现，所以治病的时候，需要关注汗出情况。

寒性的疾病治疗到患者出汗比较自然了，就是成功的一半，就是阴阳和的征象；热性的疾病治疗到患者不太出汗了，或者只是微微出汗了，就是成功的表现。

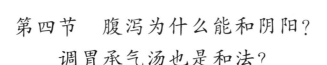

第四节 腹泻为什么能和阴阳？
调胃承气汤也是和法？

很多人有出一身汗就痊愈的经历，也有人会大便之后病情好转，为什么同样是向佳的转归，有的人是出汗，有的人是大便呢？其实在和阴阳的过程中，出汗、腹泻或者小便利几乎有同样的作用，只是表现的形式不同而已。

腹泻的原理是什么？

人出现腹泻的原因有很多，吃了难以消化的食物，会出现腹泻，吃了有毒的食物会出现腹泻，吃了泻药也会出现腹泻。而大多数情况下，腹泻主要原因是寒气、湿气重，所以治疗腹泻最常用的方法就是温中、除湿，湿气消除，腹泻就治愈了。

所以，我们可以看到，腹泻其实是排出体内邪气的一种方式。除了代谢废物，腹泻还可以排出津液，起到除湿的功效。所以我们治疗疾病的时候如果患者出现了腹泻，要么是排出废物的过程，要么是除湿的过程。

如果治病过程中，患者大便从溏泄变成了干燥，代表着阳气旺盛，湿气消除；如果大便从干燥变成了溏泄，就是人体的燥气被消除了，湿气和阴气加重了。

腹泻的过程，就是达到"阴阳和"的过程

一般来说，我们在没有病的情况下，是很难出现腹泻的，如果吃药出现了腹泻，那就意味着这个药的很大一部分作用就是消耗人体的燥气，在协调阴阳之间的平衡；或是人体排出了自身的邪气，特别是燥邪，促进人体津液的代谢，所以腹泻这个过程是很有意义的。

如果腹泻有调节阴阳的作用，是不是只适合里证，不适合表证呢？

答案是否定的。其实不管是表证还是里证，只要用对了药，都是可能出现腹泻的。现在举一个腹泻治疗表证的例子，来具体说明一下。

在我们使用的经方中，能够使人出现腹泻的莫过于泻下剂或者白虎汤等寒凉的方剂，其中三承气汤就是典型的导致腹泻的方剂。这类方对人体的主要作用就是调节气机，只要有气机不顺，通过腹泻的方式，就可以调节好。只不过这里的气机不畅必须是实热导致的，如果是虚热导致的则不适用泻下。

在用小承气汤的时候，会出现排气的现象，或者说有排气的症状，就不适合使用大承气汤。所以我们也可以将排气视为一种腹泻，也是一种人体自我调节的表现。

第五节 吃补药为什么会出汗？出汗之后还会阴阳平衡？

出汗的根本原因有两个，一是津液充足了，一是人体的温度够了，阳气充足了。也就是说出汗其实是人体阴阳俱足的表现，所以如果运动之后能够出现微弱的出汗，说明人体已经是阴阳俱足了，出汗是身体健康的表现。

服用半夏泻心汤出汗

很多人可能会关注服用麻黄汤、葛根汤，或者小柴胡汤后的出汗，因为这是痊愈的表现。但是很少有人会在意，其实在服用一些补药的时候，也会出现出汗的现象，这也是病情好转的表现。

在治疗很多虚性疾病的过程中，有服用半夏泻心汤后出汗的现象。曾经有一名患者，失眠五六年了，我经过诊脉，发现她的右关脉有点滑，而且经常有腹胀的症状。在使用柴胡桂枝干姜汤治疗效果不太理想的情况下，又使用了半夏泻心汤。服用半夏泻心汤后的一段时期内，患者出现了心悸、出汗、虚弱的表现，但同时失眠的情况也在逐步好转。此时的出汗，是半夏泻心汤调和脾胃的表现，与用补药时出现的出汗现象原理相同。

服用半夏泻心汤后明显出汗的现象比较常见。一般来说，十例患者之中就会出现一两例，因为半夏泻心汤治疗脾胃虚弱，当人体的阳气恢复，津液充足，阴阳和，自然就出汗了。

服用十全大补汤出汗

服用半夏泻心汤出现出汗不能说明补药的出汗作用，因为半夏泻心汤是一个补泄兼施的方剂。我们可以转而关注十全大补汤，十全大补汤是以补药为主的方剂，如果吃这个方剂出现了出汗，是什么情况呢？

十全大补汤其实是治疗虚劳疾病的名方，主要就是针对气血两虚的患者，对于不少经常熬夜、劳累过度的人来说，是非常合适的。这个方中不仅有四君子汤，还有四物汤，再加上黄芪、肉桂，这两味药的加入，就让这个方就有一点达表的意思了。所以有的时候吃十全大补汤补气血之后，人体气血两虚的问题就会缓解。气血足了，津液自然也就足了。

我曾经有一段时间因为操劳过度，十分疲惫，所以服用了一段时间的十全大补汤。在服用药物的第三天，突然出了一身汗，从此之后全身感觉轻松了，劳累感也完全消失了。

半夏泻心汤和十全大补汤都是补剂，虽然这种说法可能有一定争议，但我认为半夏泻心汤是一个比较温和的补剂，几乎适用于所有人。十全大补汤则不一定，尤其不适合用于中焦有湿气的患者。但这两个方剂使用过程中，当人体津液充足了，都会出现出汗的现象。

第六节 吃什么药会腹泻？这几类腹泻是疾病痊愈的现象

服用小承气汤、调胃承气汤可以出现腹泻的症状，这些腹泻的过程其实是排出人体的火热之气的过程，所以针对的是里热的患者。腹泻下除了治疗热证，还可以用来治疗寒证吗？

大多数人可能会被常识束缚，认为人腹泻肯定是服用了寒凉的药物。其实出现腹泻的原因有很多，我们熟知的巴豆导致腹泻，是因为其大热，而不是因为寒，所以在巴豆导致腹泻的过程中，只需要喝少量的凉开水就可以止住。

桔梗汤可导致腹泻

桔梗汤导致的腹泻与承气汤的作用有点类似，因为桔梗汤本身就是一个治疗咽喉病的方剂，当我们咽喉不适的时候，服用桔梗汤就有很好的泻火作用。这种泻火的作用不是因为桔梗汤是寒凉的，而是因为服用桔梗汤之后，人体会出现腹泻反应，腹泻之后，体内的火气就弱了，此时火克金的力量就减弱了，咽喉之火自然就消了。

在众多方剂之中，其实不管是治表证的还是治里证的，服后都可能会出现腹泻。治里证的是为了泻人体的湿热，而治表证的同样也是为了泻里热。凡是含有桔梗汤药物的方剂，都或多或少有导致腹泻的可能，所以我们在用这个方的时候需要格外谨慎。

人参败毒散可导致腹泻

我们知道，流行性感冒传播性很强，因为这种疾病主要通过呼吸道来传播，在中医看来其实就是火刑金，所以治疗这类疾病的关键要素就是要疏解火与金的矛盾。

人参败毒散就是治疗流行性感冒（或者瘟疫）的一个方剂，主要作用就是将火气扩散出去。所以服用人参败毒散，可以看见两类比较重要的反应。一是出汗，这是因为"火郁发之"，只要人体内部有火，就需要发散。人参败毒散中发表的药物如羌活、独活就发挥此类作用。二是腹泻，具有泻下作用的就是桔梗，所以服用人参败毒散痊愈的过程中必定会出现腹泻，此时感冒就基本痊愈了。

半夏泻心汤可导致腹泻

前文所言腹泻的情况，都是用对了药后出现的腹泻。如果一个正常人服用了以上方剂，是不会出现泻下症状的。所以我们应视这种反应为痊愈的标志。

同样，半夏泻心汤本身是治疗腹泻的方剂，但是在服用半夏泻心汤的过程中，其实也会出现腹泻。这种腹泻也可以看成是人体排出湿热的过程，是排出邪气的过程，因为半夏泻心汤本身也有泻的作用。

四逆汤可导致腹泻

前文所述的这些方剂服出后出现腹泻相对来说都比较好理解，因为这种腹泻就是排出人体的湿热之邪，这个过程是必需的。但是为什么有的患者明明是寒湿很重，还是会出现腹泻呢？比如我们经常使用的四逆汤，服用后就会出现腹泻。下节将详述这个问题。

第七节 四逆汤会导致腹泻，腹泻到底是
怎样调和阴阳的？

前文我们分析了出汗、腹泻在调和阴阳过程中的作用，那么腹泻是怎样调和阴阳的呢？我们不妨看看前面的案例，貌似都是为了排出体内的湿热之邪，所以腹泻。此外，腹泻还有没有可能是排除体内的寒气，或者寒湿之邪呢？答案是肯定的！

疾病分阴阳

在《伤寒论》之中，疾病被分为了六种，如果再细分那就是不同的方证了。但大体划分，就是阴阳两类疾病。所谓阳病，就是太阳病、少阳病、阳明病，所谓阴病，就是太阴病、少阴病、厥阴病。这几类疾病是不一样的，但是从阴阳的角度来观察的话，有利于我们理解前文所讲的腹泻的原理。

腹泻与否是划分阴阳的界限

在仲景看来，一个人到底是阴病还是阳病，主要看其是否会出现里证，也就是出现腹泻的症状。三阳病通常都有出汗的症状，但是三阴病都有腹泻的症状。虽然，出汗与腹泻有各自的特点，但都与人体的津液密切相关。

三阴病的腹泻

里病，都会出现腹泻。太阴病的腹泻，同时还会出现腹痛，而且腹泻之后人体会比较舒服；少阴病的腹泻，泻出的都是没有消化的食物，此时的腹泻就是人体阳气的进一步消耗，所以腹泻的过程必然会导致身体无力，阳气虚衰；厥阴病的腹泻则是没有规律，可以说比少阴病更为严重。

我们可以看到，三阴病的主要病因就是阴寒之气太盛，这个时候出现腹泻需要止泻，然后让人能够自觉地出汗。这与三阳病不一样，三阳病是通过出汗来排出体内的邪气，防止出现阳明里热证。

腹泻最伤阳气。腹泻的过程是一个不断地损耗阳气的过程，出汗则是不断地损伤阴液的过程。所以腹泻是从损伤阴液开始，以阳虚结束；出汗则是损伤阳气开始，以耗散阴液结束。两者病机虽然有一些差别，但也有相似之处。

四逆汤治腹泻，也会导致腹泻

《伤寒论》之中，四逆汤主要用于太阳病，因为汗、吐、下太过导致下利清谷不止，此时手脚冰凉，所以急需用四逆汤治疗。服用四逆汤之后，人体的阳气就会恢复，腹泻可以迅速得到改善，所以四逆汤是回阳救逆的药物。

实际上，大多数人是用不上四逆汤的，因为很多人用四逆汤主要是因为阳气虚，但是还没有虚到腹泻的程度，所以用四逆汤的契机都是为了温阳。可是在温阳的过程中，吃几天四逆汤之后，人体就会开始出现腹泻的现象，这是什么原因呢？

我们知道，腹泻有两个目的，一是排出晦浊之物，就是我们吃进去的东西的糟粕，二是排出人体的湿热或者寒湿之邪。用四逆汤之后人体出现的腹泻其实就是排出寒湿之邪。

使用四逆汤的契机就是人体寒湿之气太盛，所以用一些温热的药物，自然就会激发人体的阳气。阳气一恢复，就会协助人体排出体内不需要的物质，寒湿之邪就是在这种条件下排出的。

第八节　腹泻为什么可以治疗痛风？
排的是寒湿，还是湿热？

治病，有的时候要用药，有的时候不一定用药，生活中的"小妙招"也有很好的作用。学习中医一定要深入生活，从生活中获得灵感，获得智慧。腹泻其实就是一种治病的方式，所以不管是什么原因能够导致腹泻，都可以治疗疾病。那么腹泻到底能够治疗什么疾病呢？

现代社会，很多人因为应酬太多，饮酒过量，很容易患上痛风。痛风的根本原因就是风、寒、湿三气杂至，或者是风、湿、热三气杂至，治疗方法为除湿、祛风、温阳，或者滋阴清热。但治疗的关键是排出湿气，因为湿气才是导致痛风最关键的要素。

腹泻可以缓解痛风

以前有一个朋友问我痛风日常怎么调养，我按照中医的思路，给他一些建议，比如可以用薏苡仁泡水喝，还有多吃补脾肾的药物。在交流的过程中，朋友还告诉我一件非常有意思的事，那就是每感痛风将发作的时候，他就会喝一些有泻下作用的"减肥茶"，腹泻之后，就不痛了。其实这就是正确地运用了腹泻排出体内邪气的一个方法。

这让我联想到了使用鸡鸣散治疗痛风时出现腹泻的现象。鸡鸣散主要组成是吴茱萸、大腹皮、桔梗、甘草、苏叶、生姜，服用的关键是要在鸡鸣时分服用，服用之后的一段时间就会出现腹泻的现象，而且大便气味很臭，腹泻之后，人体就会恢复正常。

为什么鸡鸣散会引起腹泻呢？吴茱萸是温阳的，服用这味药之后，很难出现腹泻的现象，所以这个方药引起腹泻的关键其实是桔梗和甘草，这两味药有很强的除湿作用，是治疗湿气疾病的"黄金搭档"。

鸡鸣散排的是寒湿，还是湿热？

鸡鸣散整体药性是偏温热的，所以服用之后排出的应该是寒湿，可以看到排出的大便是黑色的，而且气味非常臭，这与我们用四逆汤之后出现腹泻的原理有些类似。

第九节 大便、汗出皆是阴阳的表现，和阴阳就是和大便及汗

张仲景在描述疾病治疗痊愈的时候，最高的标准就是"阴阳和"，这与《黄帝内经》"阴平阳秘"的标准是一致的。治病的关键在于和阴阳，可以达到阴阳和目的的方法有很多，如从表里、气血、寒热、脾胃等角度，不同的角度治疗方略是不一样的，重视的指标也是不一样的。

大便代表什么？

大便是排出体内糟粕的表现，所以一个人的大便是否通畅，可以反映人体生理系统的状态。一是以大肠为主的津液转化排放系统，一是以肺为主的呼吸系统。此外，大便还可以反映消化吸收能力，与脾胃有关，也与小肠有关，还跟津液有关。所以大便的排出是一个综合性的结果，需要几个系统协调运行，才能实现正常排便。

如果某个系统如津液代谢系统不协调，就会出现大便不正常的现象。如夏季出现的溏泄，是肾气虚或者膀胱气化失司导致的，又如呼吸系统出现了问题，大便就会排不出来，此时就应该治疗肺部。所以前文所举的例子之中，桔梗汤治疗后出现的腹泻，其实就是调节了肺与大肠关系的缘故。

汗代表什么？

中医常说汗血同源，除此之外，还有汗津同源。因为大肠是主津液的，所以在出汗的过程中，其实也可以治疗腹泻或者便秘。一般情况下，很多人大便溏泄，只要稍微出汗，就能很快改善。

汗还与精同源，一个人如果长期出汗，伤津日久伤精，从而损伤生育能力。从这个角度来说，汗液与肾有着至关重要的关系。

表面上，汗是与表证有关的指征，所以我们判断表证的情况就是看汗。无汗的患者治疗中出现了出汗的现象，那么表证就解除了；出汗的患者治疗过程中不出汗了，也是表证解除了。前者是表实证解除了，后者是表虚证解除了。

其实汗液的出现还与少阳有关，因为不少人在经过一段时间的发表之后，就出不了汗，此时我们就要考虑是不是肝胆的疏泄功能出现了问题。所以有的时候在发表的药物之中加入柴胡，治疗表证效果很好。

通过这么多的案例分析和讲解，大家都明白了为何中医非常关注大便和汗，因为二者的状态其实代表了人体内环境的状态。阴阳和，表面上是汗与大便的表现，实际上是人体内环境的整体表现。

第十节　寒热为什么会分离？和寒热如何达成阴阳和？

前文讨论了很多关于阴阳和的观点，其实阴阳和可以是多方位的，只要我们方法得当，就可以"曲径通幽"。在众多方案之中，有一个方案是达到阴阳和的关键，那就是和寒热。所谓的和寒热，就是要将人体阴阳分离的状态打破，使之回归到"该寒则寒，该热则热"的状态中。

附子泻心汤

在仲景和寒热的过程中，最有代表性的方剂就是附子泻心汤。一方面是心下痞，因为有湿热之邪蕴结在中焦，所以用泻心汤；另一方面，下焦之元阳不足，所以需要补肾，用附子扶阳。这时治疗的是上热下寒的症状。

但是，附子毕竟是一味大热之药，并不适合所有人，所以一般用附子泻心汤较少，半夏泻心汤或者甘草泻心汤更为常用。

心肾如何相交？

人体有五行，五行对应五脏。五行之间存在相互制衡的关系，所以五脏之间也存在生克制化的关系。如以心脏为主要表现的病症可以跟其他四脏相联系，所以治疗某脏疾病的时候也要关注其他四脏的问题。

火性炎上，所以容易往上走，如果没有克制的话，最后导致上焦过热，脸红上火；水性润下，所以容易往下走，只要阴气够旺，会导致腹泻。

中医认为人体有一个理想的状态，那就是水中有火，火中有水，只有这样才能正常运转。火不至于太热，水不至于太寒，这就是所谓的心肾相交。身体出现问题，火往上走，水往下走，心肾不交，就会产生疾病。

附子泻心汤实际上发挥的作用就是促进心肾相交，但是其作用的机制比较"暴力"，而半夏泻心汤则相对来说作用比较温和，这也是半夏泻心汤更为常用的原因。

脾胃为枢的中医治疗观

半夏泻心汤之所以应用颇多，最重要的原因就是它可以很好地解决上热下寒的问题。半夏泻心汤通过燥湿的方式健脾胃，然后在燥湿的基础上加入一些补脾胃的生姜、甘草、大枣。这就是脾胃为枢的中医治疗观，即将土补足之后，人体就会自行涵养水火，心肾相交。

上热下寒为什么要补脾胃？

治疗上热下寒补脾胃的原因有二。一是从气机升降的角度来说，脾胃是升降的枢纽，上热下寒的根本原因就是枢纽出现了问题。所以只要脾胃升降如常，上热下寒的现象就可以马上改善。二是脾胃为土，土既可以涵水，也可以藏火。水太多了，有土就可以涵水；火太旺了，有土就可以藏火晦火，中土健运，水、火就不会走向极端。

所以半夏泻心汤其实是通过治土来协调水火之间的寒热问题，通过调节寒热达到阴阳和的效果。

第十一节 人为什么会呕吐，呕吐也能治病吗？

中医治疗疾病，就是通过人体的一些自然反应，排出体内的邪气。排出邪气之后，人体就会恢复正常。其实呕吐就是一种人体自我保护机制，也有治疗疾病的作用。

生活中有哪些常见的呕吐现象？

在现实生活中，其实有很多情况是容易出现呕吐的。

比如很多孕妇会有妊娠反应，为自然现象，是体内气机发生改变后的反应。

又如，很多时候脾胃弱，进食过多，特别是吃了一些难以消化的食物之后，脾胃运化不了，此时也容易导致呕吐。特别是胃寒的患者，如果吃了生冷的食物，就很容易出现呕吐现象。

又如，有的人肝胃不和。肝与胃的气机相互作用，导致了严重的脾胃疾病，此时就需要通过呕吐来排出一些有害物质。

又如，很多少阳病的患者，少阳相火上逆，也就是胆汁上逆，此时就很容易出现呕吐。

其实还有一种情况也容易呕吐，那就是肺气不宣，比如风寒感冒导致了肺气不宣，又如在呼吸不畅的情形下，也会有呕吐现象出现。

呕吐的机制为何？

呕吐的根本原因是胃气受到了干扰，凡是可以干扰胃气的因素都可以导致呕吐。

比如怀孕之后，体内环境发生了很大的变化，此时肠胃的位置也会发生变化，很容易引起胃气的气逆。

如果脾胃虚弱，食用了难以消化的食物，气机阻塞在胃脘部，这个时候就很容易导致胃气上逆。这种胃气上逆大多数情况是因为胃寒，胃寒则运化失司，脾胃的运转失灵，导致呕逆。

与之相类似的还有风寒感冒患者，风寒之邪在表，邪闭住了肺表，同时也会伤及脾阳，此时也会出现呕逆。

如果是肝胃不和，或者胆火上炎，相对来说就是热导致的了。在中医的认识中，气机阻滞、寒热不调等因素均可能导致呕吐。

为什么用吐法？

仲景曰："大法春宜吐。"后世的张子和说："盖春时阳气在上，人气与邪气亦在上，故宜吐也。"春天适合用吐法，主要的原因之一就是春天的时候，厥阴风木过旺，或者主运木不及，肝胆之火上逆，就适合使用吐法。总体来说，吐法与泻下之法、发汗之法本质上没有太大的差别，只是达到目的的途径不一样而已。

第十二节 吐法是怎么和阴阳的？

现在人很少用吐法治疗疾病，不过在古代这种方法是非常常用的。

比如葱豉汤，以吐治头痛；栀子豉汤，以吐治懊恼；瓜蒂散，以吐治伤寒六七日，因下后腹满无汗而喘者。

葱豉汤治疗外感风寒头痛，而栀子豉汤治疗胸部有郁热，瓜蒂散治疗上焦有湿热的鼻炎或者头痛。这些都是通过涌吐的方法，将人体上焦的邪气排出体内，从而达到治疗疾病的效果。

不过，不少临床医家对于涌吐之剂的看法不同。比如使用栀子豉汤很多时候只是解烦，不能导致患者呕吐，也有医家说栀子豉汤其实不是涌吐之剂，这到底是怎么一回事呢？

肺胃相关是涌吐的基础

在使用涌吐之剂的时候，我们需要考虑这个病邪到底是在肺部，还是在胃部，到底是太阳病，还是阳明病。如果是太阳病，我们会考虑使用发汗的方法，即使患者有强烈的呕吐欲望，我们还是不选择使用涌吐法。

最常见的呕吐是在肺部感染之后。很多有麻黄证表现的肺炎患者都有想吐的感觉，其实病邪并没有伤及脾胃，只是肺表之气不畅，影响了胃的通降功能。所以发表有时就是止呕，呕吐有时就是发表。呕吐之后，人就会出一身汗，最终病愈。

此外，若脾胃功能不好，也会影响人体的气机，会有呼吸困难的症状。使用大承气汤的时候，有一个指征就是气喘。因为肺与大肠相表里，而胃与大肠同为阳明经，所以肺胃总是相关，以此可以指导呕吐的治病机制。

呕吐排出邪气

有时进食过多，呕吐之后突然感觉身体轻松了，不适的症状也改善了。其实这就是呕吐的过程中，人体在排出体内的痰饮后，湿热之气也随之排出。

同样，当我们误食有毒的食物之后，也会呕吐，吐出来之后，很多人都会变得很舒服。最危险的是有毒食物蕴结在中焦，没有腹泻和呕吐的反应，人体会不断吸收有毒物质，最终导致中毒、昏迷，甚至死亡。

涌吐类似于发汗

涌吐的作用类似于发汗，但是并不等同于发汗。因为发汗是将人体的邪气传输到最表层，但是涌吐并不是，它只是将人体的邪气传输到表皮里层。栀子豉汤治疗的是"胸中灸"，作用的部位是咽喉到食道这段。

发汗使人体的气直达皮表，汗液直接渗出来，达到排毒的目的；涌吐可排出上焦的寒湿或者湿热之邪，也就是中医所谓的水饮。

第十三节　仲景医学理论中的"和"与"天人相应"

经济基础决定上层建筑，社会经济情况决定政治、文化的发展。张仲景身处汉末，彼时社会动荡，思想交争激烈，故其医学理论与汉代的主流思想不能脱离开来。本节结合汉代社会思想史，通过梳理"和"的含义，揭示《伤寒论》及《金匮要略》中"和"与"天人相应"思想。

儒学主导的宇宙观与世界观

张仲景处于汉代末年，虽然在《伤寒论》和《金匮要略》之中很少涉及哲学层面的东西，但是字里行间又体现了那个年代的哲学理念。汉代的正统思想是以儒家学说为特色的哲学和宇宙观，儒学在汉代又有了重要的发展，儒学的基本理论对当时的宇宙观影响很大。汉代最重要的儒学流派就是董仲舒的学说，董仲舒在《举贤良对策》中说："国家将有失道之败，而天乃先出灾害以谴告之，不知自省，又出怪异以警惧之，尚不知变，而伤败乃至。""天人感应"是其根本的理念，如果自然界出现一些不常见的现象，是因为人的行为不符合圣人的仁义之道，也就是不符合所谓的"天道"。

天人相应的内在原因是"和"

汉代的很多观念都表现在文字上，如《说文解字》对"和"的解释就是"相应"，所以"天人相应"可以用另外一种语言模式表达，那就是"天人和"，天人之所以相应，其本质就是"和"。

董仲舒在对汉武帝的问策中对天人相应的概念做了很严格的界定："臣闻天者群物之祖也。故遍覆包涵而无所殊，建日月风雨以和之，经阴阳寒暑以成之。"然后对学科进行了规范："《春秋》大一统者，天地之常经，古今之通谊也。今师异道，人异论，百家殊方，指意不同，是以上亡以持一统；法制数变，下不知所守。臣愚以为诸不在六艺之科孔子之术者，皆绝其道，勿使并进。邪辟之说灭息，然后统纪可一而法度可明，民知所从矣。"一方面，天人相应是宇宙的规律，另一方面，孔子的六艺之学所要解决的也是天人之间的关系问题。所以，在汉代因为有汉武帝独尊儒术的举措和董仲舒对天人相应的诠释，天人相应成为儒学的核心，而儒学又成为那个时代的主流意识。

对天人相应最权威的解释是调和阴阳，即所谓的"和"。所以汉代只要出现了自然灾害，就会有宰相引咎辞职，因为宰相的主要职责就是调和天地阴阳。如《汉书》卷七十四《魏相丙吉传》："宰相不亲小事，非所当于道路问也。方春少阳用事，未可大热，恐牛近行用暑故喘，此时气失节，恐有所伤害也。三公典调和阴阳，职当忧，是以问之。"《史记》中陈平在回答汉文帝时也说："宰相者，上佐天子理阴阳，顺四时，下育万物之宜，外镇抚四夷诸侯，内亲附百姓，使卿大夫各得任其职焉。"

天人相应是汉代的主流观念。天人相应的一个必要条件就是人与天的步调一致，或者说是人的行为必须符合天道的运行规律，这就是"和"的观念。

天道、道与人之间的关系

汉代的主流观念认为人世间发生的事与天道息息相关，如《史记·天官书》："氐为天根，主疫。"《史记正义》解释说："氐四星为路寝，听朝所居。其占：明大，则臣下奉度。"不管是主役，还是"明大，则臣下奉度"，都表明人世间的事务可以与天上的日月星辰相互对应。又如"尾为九子，曰君臣；斥绝，不和"。所以其实在太史公的年代，董仲舒的天人相应理念还没有大行其道的时候，就有了天人感应的观念了。深入发掘后可以发现，这种天人之间的关系早在《尚书》

的年代就已经被人们所接受，人民的活动要以日月星辰的运行规则作为最基本的指导。这就有了最早的"天道"概念。

《荀子·天论》中说："天行有常，不为尧存，不为桀亡。应之以治则吉，应之以乱则凶。"这里的"天行有常"其实就是指天道，"天道"是一个国家或者人存在的最基本的要素，所以启在征讨有扈氏时的借口就是其"威侮五行"，如果不按照天道来行事，也就是不遵从五行，就会遭受到惩罚。所谓的五行是五星运行的意思，而不是后世所言的五才。

《说文解字》曰："所行，道也。"段玉裁注解曰："毛传每云行道也，道者人所行，故亦谓之行。"所以所谓的道，其实就是日常生活中所行。这是道最原始的意思，也就是说道字最初所表达的意思就是行走。而后来发展成为所谓的"道可道，非常道"的意思，又上升为天道。《易经》说："一阴一阳之谓道。"太阳与太阴之间的互相转换、运行就是天道。而人存在的必要条件就是与天道同步，所以《中庸》说："道也者，不可须臾离也，可离非道也。"这句话反过来说就是，如果离开了道，就不会有所谓的人的存在。

人与道

《中庸》说："天命之谓性，率性之谓道，修道之谓教，道也者不可须臾离也，可离非道也。"《易传》曰："一阴一阳之谓道，成之者性也，继之者善也。"这些都表明人是道的后继，与道不可分。人必须顺着道才可以成为真正的人，不仁不义之人，便是"无道"。

理解了道与人之间的关系，其实就很好理解人与天道之间的关系了。人必须顺着天道而行，这样才是正常的。而人与天道一致的观念是什么呢？就是"和"。《说文解字》曰："和，相膺也。"和就是相互之间的呼应。《中庸》对和的解释更为具体："喜怒哀乐之未发谓之中，发而皆中节谓之和。"中节才是和，两者互相之间能同步调。儒家思想核心是"和"，道家思想是"人法地，地法天，天法道，道法自然"。

人与道之间还是有间隔的，这也是董仲舒等汉儒在宇宙论上吸收了黄老思想后的一种创新。

《伤寒论》《金匮要略》之中"和"的思想

在《伤寒论》中，出现得最多的一个观念就是"和"。《金匮要略·脏腑经络先后病脉证》云："夫人五常，因风气而生长，风气虽能生万物，亦能害万物。如水能浮舟，亦能覆舟。若五脏元真通畅，人即安和。"这里的和是指安和，是一个形容词。田永衍、王庆其的《张仲景"和"思想研究》指出："张仲景在《伤寒论》与《金匮要略》中还多次以'身和''脉和''津液和''荣卫和''胃气和'等用语来表示人体之正常状态。可见张仲景思想中，'和'首先是对天人正常关系及人体正常状态的描述。"

无疑，这一观点恰到好处地指出了"和"的含义，但是在具体应用时，尚有困惑，到底"和"是怎样的状态呢？

以"调和营卫"为例

《伤寒论》第58条言："凡病，若发汗、若吐、若下，若亡血、亡津液，阴阳自和者，必自愈。"这里的"和"是一个动词。我们再看桂枝汤条："病常自汗出者，此为荣气和。荣气和者，外不谐，以卫气不共荣气和谐故尔。以荣行脉中，卫行脉外，复发其汗，荣卫和则愈，宜桂枝汤。病人脏无他病，时发热，自汗出，而不愈者，此卫气不和也。先其时发汗则愈，宜桂枝汤主之。"

对于这个条文，历来医家都以调和营卫来解释，譬如郭雍在《伤寒补亡论》中设立师徒问答中言："用桂枝解其肌，则卫之邪气去，卫无邪气，则其气自衰，自然还内与营和而汗止矣。"

其实这些解释都有待商榷。"病常自汗出者，此为荣气和。荣气和者，外不谐，以卫气不共荣气和谐故尔"，"此卫气不和也"，这两种情况都是用桂枝汤，对桂枝汤的适用范围有所扩大。《灵枢·营卫生会》

中说："人受气于谷，谷入于胃，以传于肺，五脏六腑，皆以受气。其清者为营，浊者为卫。营在脉中，卫在脉外，营周不休。五十而复大会。阴阳相贯，如环无端。卫气行于阴二十五度，行于阳二十五度。分为昼夜，故气至阳而起，至阴而止。故曰日中而阳陇为重阳，夜半而阴陇为重阴，故太阴主内。太阳主外，各行二十五度。分为昼夜，夜半为阴陇。夜半后而为阴衰。平旦阴尽而阳受气矣。日中而阳陇。日西而阳衰。日入阳尽而阴受气矣，夜半而大会。万民皆卧，命曰合阴。平旦阴尽而阳受气，如是无已，与天地同纪。"所以说营卫之气是有"道"的，"卫气行于阴二十五度，行于阳二十五度"，营卫之气的运行规律即日夜各二十五度。

《说文解字》曰："和，相譍也。"即言相应就是和。《中庸》说："喜怒哀乐之未发，谓之中；发而皆中节，谓之和。"所以桂枝的调和营卫其实是一个古代的哲学命题，营卫不和就是营卫不相应，营卫和就是说营卫相应，该运行五十度就运行五十度，不多不少。因此营卫不和有三种情况：营和卫不和，营日夜行五十度，但是卫却或快或慢；卫和营不和，卫气日夜运行了五十度，但是营却或快或慢；营和卫不和，营气和卫气的运行都不是五十度。

同理，"阴阳和""卫气和""胃气和""和解"等概念也可以按照这个观念来理解，如此，人体的气血运行只要符合"道"就是健康的。从这个角度来说，《伤寒论》《金匮要略》的主旨，无非是要把人体的"不和"状态调节到"和"的状态，正如《中庸》所谓："致中和，天地位焉，万物育焉。"

第五章　用药心解

第一节　疗肌解表，干葛先而柴胡次之

有的时候发汗，只需要用发表的药物就行，但是有的时候发汗，就需要关注很多其他因素。比如是否会有津液不足的现象，如果津液不足，又该怎么办？所以我们在治疗疾病的时候，发汗的过程中就需要不同的方药搭配，才能获得比较好的效果。

一般情况下，发汗的方药不能用太久，如果用了太久，比如超过三天还是没有很好的效果，疾病就会变化。因为发汗的药物会消耗人体的津液，所以三天之后的人体津液亏虚，此时再发汗，是没有疗效的。发汗的过程只需要三四天，之后就得变方换药。

桂枝麻黄各半汤

在发汗的过程中会伤津，有一个方剂就是针对这类情况的，那就是桂枝麻黄各半汤。这个方使用的时机就是发汗一段时期之后，人体的津液损伤比较严重，此时就应该考虑补充人体的津液。我们在使用麻黄汤解表的时候，就必须考虑用药时间。如果麻黄汤已经使用了五天，那十有八九有津液损伤的情况。此时应该救阴液，桂枝汤就是一个补充津液的方剂，所以桂枝麻黄各半汤非常符合此时的需求。

葛根补充津液

在我们熟知的《药性赋》中，有一句讲到"疗肌解表"，为什么是

"干葛先而柴胡次之"呢？我以前一直不理解，为什么解表的药物是先考虑葛根，再考虑柴胡？难道不是先考虑麻黄，再考虑桂枝吗？

其实解表的第一方肯定是麻黄汤，但是麻黄汤针对的都是纯粹的表证，而且这个表还是肤表，是初期病症。如果经过一段时间的治疗，津液损伤比较严重，那就要用到其他方法了。

如果出现了津液损伤，也就是我们常见的太阳阳明合病，一定有腹泻的过程，将人体的津液损耗了。此时我们用的方剂是什么？是葛根汤。葛根汤的主要作用就是补充津液。

葛根汤的组成之中，其实有桂枝汤，其次才是葛根，再次才是麻黄，所以葛根汤是解决人体津液损伤的一个方药。

津液的来源

津液的来源只有一个，那就是水谷精微，所以想生津就要开源，就要用到治疗脾胃的药物。但是治疗脾胃的药物，不能选用有利尿功效的，因为我们在发表的时候，需要人体之气往上走，但是利尿药物的功效就是使人体的气往下走。

这个时候，选取一种可以保持津液还能使气往上走的药物就很关键了，葛根便是如此。葛根的作用，在于止泻，在于生津，在于保障出汗的来源。当我们治疗表证的时候，如果津液不足，那就用葛根补充津液，此时再发表，效果就会非常好。

第二节　伤津之后如何解表？除葛根汤外还有什么办法？

前面分析了发汗的作用、意义和发汗时容易出现的一个偏差，这是我们提升疗效的关键。其实《伤寒论》整本书都是在讲如何保存人体的津液，如何排出体内的邪气。

太阳篇按照后世的编排，被分成了三篇。第一篇主要讲桂枝汤的应用时机以及桂枝汤加减的使用，第二篇开篇则是以葛根汤为主，第三篇才是麻黄汤。我们可以看到，桂枝汤之后紧接着的就是桂枝加葛根汤，所以加葛根在张仲景的思路之中是桂枝汤使用的一个备案，只要出现了伤津液的情况，那就可以考虑加葛根。

项背强的意义

我们在使用葛根的时候，特别是在张仲景的加减法之中，绝大多数情况都是因为有了"项背强"这个症状，用葛根汤治疗太阳阳明合病可能只是顺便而已。为什么会出现这种情况呢？项背强与津液丧失到底有没有共通之处？还是说两者完全就是不同的概念？

项背强是颈椎问题，有两方面原因。一方面是人体的血液系统出了问题，或多或少都有一些气滞血瘀的现象；另一方面则是人体的呼吸系统出了问题，即肺表出了问题。所以我们在诊脉的时候，针对颈椎问题，要从左右寸脉的现象来解。

如果左右寸脉都出现了问题，才会有颈椎病，即项背强与血液和津液之间关系密切。这样再去理解葛根，就会有更好的切入点了。

葛根补充津液、解肌、活血

葛根的作用非常丰富，是治疗颈椎病不可或缺的药物。而颈椎病又与津液有关，如果是单独用葛根，效果不理想；单独用麻黄，效果也不理想；单独用桂枝汤，效果也不是很理想。

葛根可以补充津液，通过促进津液的生成与运转，缓解因为津液缺失导致的上焦病症。

葛根可以解肌，其实就是缓解人体肌肉（主要是腹直肌）的紧张。腹直肌与人体背部的肌肉是相互连接的，彼此之间有很强的作用力。所以葛根也可以缓解背部肌肉的紧张。

最后，葛根可以活血，通过加强人体的血液运行，增强脑血管的供血，以解颈椎之困。

柴胡葛根解肌汤

仲景在治疗津液丧失导致的各种病症时，用的是葛根汤。但是后世的一些医家没有领会仲景之意，自创了不少方，柴葛解肌汤就是代表。张秉成《成方便读》载：

"治三阳合病，风邪外客，表不解而里有热者。故以柴胡解少阳之表，葛根、白芷解阳明之表，羌活解太阳之表，如是则表邪无容足之地矣。然表邪盛者，内必郁而为热，热则必伤阴，故以石膏、黄芩清其热，芍药、甘草护其阴，桔梗能升能降，可导可宣，使内外不留余蕴耳。用姜、枣者，亦不过藉其和营卫，致津液，通表里，而邪去正安也。"

这个方其实并没有考虑到津液的来源，只是一味地发散，所以对于不少腹泻的患者来说，解表是很好的，但是对于本身就津液缺乏的人来说，不一定是好的方剂，只不过其中的柴胡的使用有很深的含义。具体内容且看下文分解！

第三节　发汗为什么要用柴胡？有什么深刻的意义？

前文说到，在发表的时候，经常出现津液损伤的状态，这时就不再适合用纯粹的发表药，所以我们想出了用葛根汤这个办法。但是并不是所有的情况都可以用葛根汤来弥补，有时患者出现了热证，或阴虚的症状，此时应该用一些滋阴的药物了。在发表的方剂之中有一首九味羌活汤，与前面介绍的柴胡葛根汤有类似的地方，但是也有差别。主要的差别是这个方剂破天荒地在发表剂中用了滋阴的药物，而滋阴药常被认为是治疗外感疾病的时候的禁忌。

外感疾病用药禁忌是什么？

在治疗外感疾病时，一般用清轻的药物，很少用滋阴、重镇的药物。但在发表时为了防止出现因为药物导致人体的津液丧失，就会在发表药中加入一些预防伤津的药物。九味羌活汤中加入了黄芩和生地，就是这个道理。

同样，在解表时，特别是治疗初期，一定不能用补气的药物（如人参）。如果用了这类药物，一般都会出现变症。

前面我们分析了发汗伤津液的情形，其实发汗还容易伤阴血。如果发汗伤了阴血，那么后续的治疗就更难了。九味羌活汤就能预防伤阴血的情况。但是临床中并不是每一步用药都有预防性，很多情况下都是先伤了阴血，然后再治疗，如此该如何是好呢？这个时候，就不得不说说柴胡了。

"干葛先而柴胡次之"，为什么柴胡用在葛根之后？

其实葛根是伤了津液的时候要用的，但是如果伤了阴血，很多情况下是无法出汗的。此处的阴血就是中医所谓的"血室"，当出现了热入血室的情况，没有柴胡就无法解决问题。

　　张仲景在解表的过程中就观察到了这一现象，所以麻黄汤可以解表，小柴胡汤也可以解表。如果解表药使用了三天以上，一般都会津液损伤，此时适当地加入护津液的药物，疗效会提升。如果进一步治疗，加入一些柴胡，也会提升发表的效果。

　　所以，发汗的过程其实是非常复杂的，并不是一个麻黄汤就可以概括的，还涉及葛根汤、小柴胡汤等许多方剂。"疗肌解表，干葛先而柴胡次之"是有深刻含义的，在临床中有很好的指导作用。

第四节 重新认识小柴胡汤

小柴胡汤是不是少阳方?

成无己在《伤寒明理论》中对小柴胡汤做了详细的解释,他认为:"伤寒邪气在表者,必渍形以为汗,邪气在里者,必荡涤以为利,其于不外不内,半表半里,既非发汗之所宜,又非吐下之所对,是当和解则可矣。小柴胡为和解表里之剂也。"在成无己看来,小柴胡汤实乃和解"表里"之剂,治疗病位在半表半里之病症。

而现代教材《方剂学》对小柴胡汤多的作用定义为"和解少阳",可见观念有所出入。陈修园谓"少阳主半表半里",认为"少阳和解法"有六:"寒热往来于外,胸胁苦满,嘿嘿不欲食,心烦喜呕,为虚火症,宜小柴胡汤。寒热往来于外,心中痞硬,郁郁微烦,呕不止,为实火症,宜大柴胡汤。何谓少阳腑症?曰:少阳主寒热,属于半表则为经,属于半里则为腑,其症虽无寒热往来于外,而有寒热相搏于中,有痞痛利呕四症之辨,因呕而痞,不痛者,半夏泻心汤。胸中有热而欲呕,胃中有邪气,而腹中痛,宜黄连汤。邪已入里,则胆火下攻于脾而自利,宜黄芩汤。胆火上逆于胃而为呕,宜黄芩加半夏生姜汤。以上四方,寒热攻补并用,仍不离少阳和解法。"可见,"半表半里"与"少阳"之间有很大的差别,不可同日而语。治少阳有多法,小柴胡汤亦可以治多经,不可因少阳主半表半里之说,而径谓小柴胡汤为和解少阳之方。

小柴胡汤的主治范围

欲知小柴胡汤的主治范围,我们可以从《伤寒论》原文挖掘。在"太阳病,十日以去,脉浮细而嗜卧者,外已解也。设胸满胁痛者,与小柴胡汤。脉但浮者,与麻黄汤"中,小柴胡汤与麻黄汤相提并论,故小柴胡汤与麻黄汤应该有相似之处，可知小柴胡汤有解表之效。

由"血弱气尽，腠理开，邪气因入，与正气相搏，结于胁下，正邪分争，往来寒热，休作有时，嘿嘿不欲饮食。脏腑相连，其痛必下，邪高痛下，故使呕也。小柴胡汤主之"与"伤寒，阳脉涩，阴脉弦，法当腹中急痛者，先与小建中汤；不瘥者，与小柴胡汤主之"两条可知，"邪高痛下"为小柴胡汤主治之一端，而所谓的"痛下"是"法当腹中急痛者"，腹中急痛已非少阳之地界，乃属太阴之所。

从"伤寒五六日，中风，往来寒热，胸胁苦满，嘿嘿不欲饮食，心烦喜呕，或胸中烦而不呕，或渴，或腹中痛，或胁下痞硬，或心下悸，小便不利，或不渴，身有微热，或咳者，与小柴胡汤主之"条，可知柴胡汤可治伤寒、中风五六日后出现"苦、欲、喜"三大虚状。"胸胁苦满"为胸胁虚满；"嘿嘿不欲饮食"为阳明虚；"往来寒热"为正气虚。

"妇人中风，七八日，续得寒热，发作有时，经水适断者，此为热入血室，其血必结，故使如疟状，发作有时，小柴胡汤主之。妇人伤寒发热，经水适来，昼日明了，暮则谵语，如见鬼状者，此为热入血室。无犯胃气及上二焦，必自愈。"可知小柴胡汤可治疗妇人热入血室。

以上诸证皆为小柴胡汤证，故仲景云："伤寒中风，有柴胡证，但见一证便是，不必悉具。"

刘渡舟教授曾说："因虚人感冒之病因病机，与仲景所揭出的病因病机理无二致，此皆不任发汗，故可用小柴胡汤统治之。方中参草枣补益中焦脾土，令谷气充沛，以为胜邪之本，合柴芩夏姜，从少阳之枢，以达太阳之气，逐在外之邪，此为扶正祛邪之妙用也。"又言："体虚之人，卫外不同，外邪侵袭，可直达腠理。腠理者，少阳之分也。故虚人感冒纵有太阳表证，亦为病之标也；纵无少阳正证或变证，却总是腠理空疏，邪与正搏，故可借用小柴胡汤，从少阳之枢以达太阳之气，则太阳表症亦可除矣。"无疑解释了小柴胡汤广泛的运用范畴，但是于学理尚有一些待商榷之处。

小柴胡汤的作用机制

我们需回归仲景原文，从阳明病篇"阳明病，胁下硬满，不大便而呕，舌上白苔者，可与小柴胡汤。上焦得通，津液得下，胃气因和，身濈然汗出而解也"及"凡柴胡汤病证而下之，若柴胡证不罢者，复与柴胡汤，必蒸蒸而振，却发热汗出而解"可知，"战汗"是温病欲解的一个非常重要的过程，其根本原因是胃气虚，稍加"益胃津"之药则可出现战汗现象。小柴胡汤中人参确实有补胃气的作用，故而小柴胡汤之中，除柴胡外，人参为要药，主要针对的是阳明胃气虚的病理基础。

《皇汉医学》认为："凡气管炎、百日咳、肺结核、肋膜炎、肠窒扶斯、疟疾、胃肠加答儿、肝脏病、肾脏肾盂炎症、妇人病等悉能治之。"即小柴胡汤与麻黄汤相似之功效之处，实在"半夏"，仲景认为半夏可补肺气，故云："气不足者，加半夏。"

而唐容川于《血证论》中更是盛推小柴胡汤治虚劳咳嗽之功，凡外感血症皆宜小柴胡汤加减，为小柴胡汤有黄芩之故。李时珍曾记曰："予年二十时，因感冒咳嗽既久，且犯戒，遂病骨蒸发热，肤如火燎，每日吐痰碗许，暑月烦渴，寝食几废，六脉浮洪。遍服柴胡、麦门冬、荆沥诸药，月余益剧，皆以为必死矣。先君偶思李东垣治肺热如火燎，烦躁引饮而昼盛者，气分热也。宜一味黄芩汤，以泻肺经气分之火。遂按方用片芩一两，水二钟，煎一钟，顿服。次日身热尽退，而痰嗽皆愈。药中肯綮，如鼓应桴，医中之妙，有如此哉。"

《苏沈良方》曰："此药极解暑毒。"《得效方》谓："小柴胡汤治挟岚嶂溪源蒸毒之气。"《济阴纲目》曰："小柴胡汤治瘟疫、内虚发热，胸胁痞闷，及在半表半里，非汗非下之证。"暑毒乃湿热之病兼有虚证，用小柴胡可除湿，从"阳明病，胁下硬满，不大便而呕，舌上白苔者，可与小柴胡汤"可知，小柴胡汤亦可治疗温病。

《苏沈良方》云："常时上壅痰实，只依本方食后卧时服，赤白痢尤效，痢药中无如此之妙……"罗谦甫亦曰："本方为脾家虚热、四时疟疾之圣药。"痢疾乃气滞血瘀兼湿热之病，疟疾乃脾胃虚弱之病，小柴胡汤通治之，因其有黄芩、大枣、生姜、甘草等药之故。

小柴胡汤可通上焦，有风药发表之用，故与麻黄汤相似；风能胜湿，故"白苔"为用小柴胡汤的标准之一，用之能除湿；"津液得下"因上焦之邪气宣发已尽，则津液得下，腹痛等证亦可痊愈；"胃气因和"则诸虚症皆愈。综上，小柴胡汤所具有之功效为发表、除湿、补虚、除热。而和解少阳乃其用之一端而已。

以此而论，小柴胡汤实兼治三阳病：太阳表证之五六日、七八日已虚之候可用；少阳之"口苦、咽干、目眩"亦可用；阳明之胃气虚而往来寒热之症亦可用。

第五节 "和营卫"，中医的屯田术，要点知多少？

张仲景的治疗观只有一个，那就是阴阳和，只要阴阳和了，疾病就痊愈了。阴阳和是什么状态呢？仲景著作中没有提及，只是说了一个概念，所以具体的情况如何，我们需要深入挖掘。

前文讲到，在通往阴阳和的道路之中，和营卫就是其中一个关键要素。和营卫是一个比较宽泛的概念，有很多方法可以和营卫，但是在仲景的笔下，和营卫方只有一个桂枝汤，是不是可以推论，凡是用桂枝汤加减的方药都可和营卫。《伤寒论》之中，桂枝汤加减发挥治疗作用的方剂占了很大一部分，所以，在仲景看来和营卫就是和阴阳的半壁江山了。那么和营卫到底是什么方法，为什么它那么重要？

从营卫说起

其实营卫本身在中医理论中就有非常重要的意义。营本身的意义就在于建设，在于给予身体一个最基础的物质基础，只要有这个物质基础，人体就可以完成自身的建设。所以营是建设的意思，有提供粮草的意义。卫就是一群卫士站在街道的两旁，进行护卫。所以"营""卫"两个概念加起来其实就是加强自我建设，然后护卫主人，意思很简单。

这种营卫之间的互相作用为什么会在医疗中使用呢？其实这个概论是来自兵法的屯田制，所谓的屯田制是寓兵于农，农民平时就是从事农业生产的劳动者，到了战争年代就是一个士兵。这是自春秋时期以来形成的制度，对我国的历史发展产生过非常大的影响。中医学的发展是结合了诸子百家思想的智慧结晶，所以营卫学说的来源其实也是借鉴了兵家的智慧。

营卫的源起

在中医的学说中，"营""卫"的来源是不一样的，营气作为建设性的功能其实来源自中焦，所以营气是否充足需要看一个人的中气是否足；而卫气是出自下焦的，所以一个人的抵抗力到底如何，需要看的是下焦的力量。

下焦的力量决定了一个人抵抗病邪的能力，而中焦的强弱决定了一个人向前发展的动力如何。这就是我们通常说的"肾气的有无决定一个人的寿命，而胃气的多少决定一个人的身体状态"。

营气的功能更多的是守正，而卫气的多少则是"出奇"，即消灭邪气的能力。所以我们知道了这些情况之后，再去理解桂枝汤，再去理解和营卫，就很简单了。不仅仅桂枝汤是和营卫的方剂，还有很多方剂都可以和营卫，只是他们的组成不同而已。

第六节　桂枝汤中生姜、甘草、大枣重要吗？
桂枝和白芍的作用是什么？

前面我们分析过营卫的作用，也知道了桂枝汤的作用，那么桂枝汤中不同的药物的作用是什么呢？生姜、大枣、甘草是建设营气的，其实就是补营气，而桂枝、白芍则是补卫气，两者结合在一起就组成了一个和营卫的方剂。

生姜、甘草、大枣补脾胃

在张仲景用来治疗感冒的方剂中，几乎一半的方剂都用了生姜、甘草、大枣这几味药，至少从桂枝汤化裁的方剂几乎都有这三味药，其实这三味药是非常好的补营气的配伍。

首先，生姜这味药最重要的作用就是帮助人体快速地进行消化吸收，虽然说生姜是性温的，但是对于外感疾病来说都可以用。如果是寒性的感冒，生姜可以温散，自然是可以治疗的；如果是风热感冒，其实是体内有火气，"火郁发之"，生姜可以散火，就能发挥散热的效果。

生活中，我们如果感冒了，就会用生姜、葱一起煮一碗汤，这样就可以解表，不少感冒就可以痊愈。但是生姜之所以能发挥这等作用，最重要的还是其具有增强胃气的功效。如果我们胃口不好，一般来说就是胃部有寒气，就可以在食物之中加入生姜作为佐料，可以很好地开胃。在孙思邈的《备急千金要方》之中，生姜还有一个至关重要的作用，那就是止呕，故而生姜被称为"呕家圣药"。

甘草这味药有很强的补土作用，补土的作用其实有很多功能。比如人体出现应激反应一般都会出现局部的痛症、拘挛，其实这个时候是用甘草的最好时机，因为甘草可以缓急止痛。

我认为甘草最好用的一个功能就是可以阻止人体的水液代谢，

其实就是保持人体内部的水液。因为我们治疗表证最好的方法就是发汗，而发汗的过程就会消耗很多津液，所以几乎所有的解表的药物都可以配伍甘草，目的就是降低过分发汗的可能性，保护人体的津液。

甘草也常作为解毒的药物使用，很多药物都是有偏性的，所谓的偏性就是毒性，所以一般高明的医生都会在方剂之中加入甘草，或是三五克，或是五六克，加入甘草之后整个方剂的作用就可以更好地发挥，因为甘草可以解毒，还可以协调方剂内部药物的互相作用，使得整个方剂作用协调。

大枣这味药更是不一般，大枣的作用有点类似于南方的粳米，为什么我们不用粳米呢？因为粳米除了有生津液的功效，还有利尿的作用，所以对于有表证的人来说，并不是太合适。大枣的作用有时要比甘草好，因为甘草会阻碍人体的气机运行，大枣相对来说没有那么强势。从生存环境看来，甘草常生存在干旱的沙漠，所以它保持水分的能力也是很强的；而大枣只是生活在相对干旱的旱地，所以保存津液的能力相对来说弱一些；粳米是生长在稻田里的，处于水中，所以粳米虽然也是补充津液的，但在补充津液的同时还会有一些泄津液的作用。

大枣与粳米一样，都是食物，所以吃这样的药物治疗疾病，副作用是最小的，也可使人体的功能得到最大的发挥，这也是仲景开方的高明之处。

桂枝、白芍起卫气

说完生姜、甘草、大枣的作用，接下来说说桂枝和白芍。其实生姜、甘草、大枣这三味药在一起，也是可以治疗自汗证的，这种自汗证没有那么严重。为什么不用这个组合来治疗中风感冒呢？是因为这种治疗方法的力度不够，所以还要加入强壮剂，只有这样疗效才会显现出来。

桂枝的作用

在《伤寒论》中，我们没有看到张仲景解释桂枝的作用，但是在加减法之中，我们可以看到，张仲景对桂枝的定位是"降冲逆"。其实降冲逆的作用，就是使人体的气往下降。降到何处为止呢？降到肾。同时，降气之后，人体的免疫能力就加强了，这也是我们对肾气的一种解释。日本人经过试验发现，桂枝具有刺激肠道功能的效果，也可以增强人体的免疫能力，这个现象就是增加人体卫气的作用。

明白屯田学说的人都知道，古代农民在闲时就是兵，农忙时就是农民，其实在人体也一样。营气在没病的时候就是营气，到了有病的时候就是卫气，桂枝就有将人体的营气转化为卫气的作用。

桂枝汤中为什么要用白芍？

很多人不知道为什么桂枝汤中要用白芍，其实白芍的作用不是补，而是泻。因为桂枝汤整个方剂都是在进补，所以要用芍药泻一泻，这样才不会上火。如果一个人只吃桂枝，就很容易上火。

桂枝本身就有激发人体功能的能力，同时也可以扶阳，所以吃桂枝很容易让人大便变硬，很容易让人从太阳证转变为阳明证，如果用得不好，不但不能补充津液，还会因为引发了阳明证耗散人体的津液。

所以为了防止桂枝汤导致便秘，使得太阳病入里变成阳明病，需要用等量的白芍来制衡桂枝，只有这样才能维护人体的平衡。这就好比屯田制的士兵，并不是每天练兵就是好的，也不是每天种田就是对的，而是在该练兵的时候练兵，该种田的时候种田，如此才是正确的。

第七节 和表里，麻黄汤为什么可以和表里？

前文说到，在通往阴阳和的道路上有很多方法，比如和营卫。通过对桂枝汤的分析，我们对和阴阳已经有了一定的了解。那么和表里是什么呢？为什么小柴胡汤可以和表里，麻黄汤也可以和表里呢？

前文说过，同时有表、里证的时候，张仲景的治疗方案不只和解表里一个，而是有从里解、从表解、和解表里三种方案。

太阳阳明合病，胸满而喘者，麻黄汤主之

麻黄汤之用，除了治疗伤寒风寒在表的表实证，其实还可以治疗表、里证都有的情况。比如太阳阳明合病，这个时候用麻黄汤解表，疾病自然就可以痊愈。

表实证必有里证，表、里证可同见

我们可以看到，所谓的表证就是恶寒发热，就是脉浮，这种证型很多时候伴随着里证。麻黄汤的里证就有呕逆，呕逆就是胃气上逆，就是阳明的里证，所以麻黄汤在解表同时也是解里的。

太阳伤寒导致呕逆，是表证带有里证；太阳阳明合病下利，也是表证带有里证，所以麻黄汤是一个非常典型的表里双解的方剂。正是因为如此，在《伤寒论》的一些条文之中，麻黄汤与小柴胡汤是放在一起的，就是因为小柴胡汤和麻黄汤都可以表里双解。

麻黄汤可以治疗腹泻

麻黄汤治疗的是表证，这个大家都知道，但是麻黄汤双解表里证，则是很少人知道。更有甚者，麻黄汤是可以治疗腹泻的，这个更少人知道了。其实这就是治表证的药物的另外一种功效，是麻黄可以温中的一个表现。

麻黄汤如何实现和表里?

麻黄汤对应的证其实就是表里不和,而出现了比较极端的现象。一般来说,气在人体内是均匀分布的,但是得了伤寒之后,就会出现气集中在表的现象,所以很多人都是脉浮紧。人体之气都上到了头部,下焦自然就会虚,自然就是寒气重,里虚。麻黄汤则是可以温阳解表,表解了之后,人体的内部就实了,所以麻黄汤是解表的方剂,但是达到的功效却是表里双解,与小柴胡汤有类似的能力。

麻黄汤的作用有点类似于围魏救赵,只要把魏国的都城围住了,赵国的围就自然解了。和解表里就是我们所谓的和法,也是达到阴阳和的一个关键办法。

营卫不和,是人体的气的功能的不和,攻占与守城之间的矛盾,所以营卫和了,阴阳就和了;表里不和,则是人体气的分布不和,是在外和在里之间的矛盾,所以表里和了,阴阳也就和了。

第八节 半在表，半在里，小柴胡汤
为什么可以和表里？

麻黄汤是如何做到表里双解的？

前面我们分析过麻黄的作用，其实麻黄一个很大的作用就是温阳，而麻黄汤证的主要矛盾就是寒邪客于肺部，此时只需要用麻黄温中，就可以将寒邪赶出人体。寒邪被赶出人体之后，人体的气自然就会恢复平静，就会分布均匀，所以表里证就解了。

与此同时，其实还有一个方剂也是可以表里双解的，那就是我们熟悉的小柴胡汤。

半表半里，是半在表半在里，还是不在表不在里？

我们通常认为小柴胡汤是治疗半表半里证的方剂，是少阳的专用方剂，但是事实上是这样吗？

其实《伤寒论》的原文并没有关于小柴胡汤的解释，或者说关于半表半里的解释，而是用了"不在表，不在里"这种表达方式。我们可以用逻辑推理，就知道这等于是"既在表，又在里"，此时我们应该从少阳枢机来解读。

一种疾病，既然不在表，不在里，那就是既在表，又在里，就是全身性的疾病，所以我们治疗的时候就是应该全身性的治疗，此时应使用小柴胡汤。那么，这种全身性的疾病，有什么表现呢？

首先类似表证的表现是怕冷、发热，还有胸胁苦满，其实就有了表的意思了。但是又不是全在表，还有心烦喜呕，心烦喜呕就是一个里证，所以我们不能按照麻黄汤的方案，用纯粹的解表法来治疗。

小柴胡汤证的表里不和与麻黄汤证的表里不和有点区别，所以在用药上也是有差别的。麻黄汤证是邪气直接在表，所以只需要解表，里就和；但是小柴胡汤证的主要矛盾已经全身性的问题了，所以在治疗的时候就需要鼓舞正气。小柴胡汤的组成中有生姜、甘草、大枣这些补津液的药物，还有就是人参、半夏，这两味药也是补气的。这个时候再加入黄芩和柴胡，黄芩泻三焦之热，可以说是全身上下的热气都可泻；柴胡则是推陈出新，针对全身性的问题，用柴胡来推陈出新，置换一批。这样就好比透析把血液都置换一遍，全身性的疾病还有机会藏起来吗？

小柴胡汤能补虚

与麻黄汤不一样的是，小柴胡汤的作用先是补虚，然后才是泻邪气；麻黄汤则是直接解表，温阳散寒。这两者虽然道路完全不一样，但是最后都能达到表里和的结果，表里都合了，那么阴阳自然就会和，这就是张仲景的思路。

第九节 和虚实，主要看阳明，和虚实 为什么也能阴阳和？

《素问·通评虚实论》："邪气盛则实，精气夺则虚。"表面来看是说病症只有虚，没有实，但是如果是这样，我们治疗的时候就只能用补药了，用补药的后果就是病症会表现得非常实，有的患者甚至会出现高热，所以我们一般需要一边补虚，一边泻实，只有这样才能维持好虚实之间的关系。

虚实为什么能和？

和的概念，其实不是静止的，而是一个动态的、变化的概念，只有动态的、变化的才是和的状态，如果是静止的，那么治病就会变得异常轻松。

人体的气血在运行，气血从一个地方到达一个地方，气血出来的那个地方自然就会变虚，而气血进入的地方就自然会变实，于是人体内就有了虚实的差别。中医治病就是要让我们的身体无处不虚，无处不实。

所谓无处不虚，就是任何一个脏腑，任何一个部位都可以接纳来自其他地方的气血，这样气血才是流动的；所谓无处不实，则是每一个地方都是有气血的，只有这样才会在邪气进入人体之后第一时间进行反抗，人体才能健康。

所以和虚实，其实就是要让人体变得更加壮实，让气血流通起来。

调胃承气汤能和？

教科书通常用说承气汤是下法，但是泻下的目的是什么呢？按照张仲景的说法："凡病，若发汗、若吐、若下，若亡血、亡津液，阴阳自和者，必自愈。"

泻下不是目的，泻下之后达到阴阳和才是目的，那么不管是泻下还是发汗，或者是呕吐，或者是亡血，或者是亡津液，都没有关系，只要能够达到阴阳和，就是治病的方法，就是痊愈之道。

调胃承气汤主要作用就是治伤寒"不恶寒但热，十余日过经谵语"，调胃承气汤的作用，就是和胃气，只要胃气和了，疾病就痊愈了。

承气实为顺气

前文说过麻黄汤，其实麻黄汤证就是人体的气血都集中在肺表，所以此时很多人头痛、发热，还有身体疼痛，那里会怎么样呢？自然就是虚了。

反过来，如果一个人的气血都集中到了里，就会有表不得气的现象，这个时候就是所谓的实证，就是阳明证。治疗阳明证的方法就是和胃气，因为阳明证就是胃家实，所以胃家实就得泻下，承气汤的原意就是顺气汤。

大肠以通为用，所以肠道不通的时候，就是生病的时候，就是实证与虚证夹杂的时候，此时就应该用顺气的方法，这就是承气汤最根本的作用。

人体本应该虚灵，如果某个部位出现了实证，肯定有地方会有虚证，所以在治疗的时候就需要用和虚实的方法，虚实和了，阴阳就和了。

第十节　寒热为什么会分离？和寒热如何通往阴阳和？

前面讨论了很多关于阴阳和的观点，其实阴阳和可以是多方位的，只要我们方法得当，就可以"曲径通幽"。在众多方案之中，还有一个方案是达到阴阳和的关键，那就是和寒热。所谓的和寒热，就是要将人体阴阳分离的状态打破，使其回归到该寒则寒，该热则热的状态中来。

附子泻心汤

在仲景的和寒热的治法中，最有代表性的方剂就是附子泻心汤。一方面是心下痞，因为有湿热之邪蕴结在中焦，所以必须用泻心汤来泻一下；另外一方面下焦之元阳又不足，所以我们需要补肾，需要用附子来扶阳，这个时候治疗的就是上热下寒的现象。

但是，附子毕竟是一个大热之药，并不合适所有人，所以我们运用的概率不是太大，而使用半夏泻心汤或者甘草泻心汤较多。

心肾如何相交

人体有五行，五行对应五脏，五行之间相互制衡，五脏之间也存在生克制化的关系。如心脏病可以跟其他四脏相互联系，所以治疗心脏疾病的时候也要关注其他四脏的问题。

火性炎上，所以容易往上走，如果没有克制的话，火就会一直往上走，最后导致上焦过热，脸红上火；水是润下的，所以容易往下走，只要阴气够旺，就会一直往下走，出现腹泻，这样也会出问题。

所以中医概念中有一个理想的状态，那就是水中有火，火中有水，只有这样人体才能正常运转，火不至于太热，水不至于太寒，这就是所谓的心肾相交。通常情况下，人是心肾相交的，不过有不少人是身体出了问题，所以火往上走，水往下走，即心肾不交。

《伤寒论》虽然没有明确说附子泻心汤可以交心肾，实际上其发挥的就是交心肾的作用，但是作用的机制比较暴力。而半夏泻心汤则相对来说比较温和，这也是很多人喜欢用半夏泻心汤的原因。

脾胃为枢的中医观

我们在治疗上热下寒的时候，就需要用到半夏泻心汤。半夏泻心汤主要就是通过燥湿的方式健脾胃，方中补脾胃的生姜、甘草、大枣将人体的土补足之后，人体就会自己涵养水火，即脾胃为枢，调节水火。

上热下寒为什么要补脾胃

补脾胃的原因有两个，一个是从气机升降的角度来说，脾胃是升降的枢纽，上热下寒的根本原因就是枢纽的升降出现了问题。所以只要脾胃虚灵了，升降功能自然就好了，上热下寒的现象就可以马上改善。

另外一个方面则是脾胃属土，土既可以藏火，也可以涵水，水太多了，有土在就可以涵住；火太旺了，有土就可以晦火，土旺使得水火不会走向极端。

所以半夏泻心汤其实是通过补脾胃（土）来协调水火之间的寒热问题，最终达到阴阳和的效果。

第十一节　和气血，到底怎么和？《伤寒论》中为什么没有补法？

在通往阴阳和的道路上，有和表里、和虚实、和寒热、和气血、和营卫，每一种方法对应的都是一个很简单的方剂，为什么我们要总结这些方法呢？其实就是因为有时我们对《伤寒论》的内容有所裂解，使得《伤寒论》的核心要义没有体现出来。

《黄帝内经》养生的最高境界是"阴平阳秘"，《伤寒论》治病的最高境界是"阴阳和"，阴平阳秘说的是一个人的理想状态，而阴阳和则偏向于动态的过程。疾病之所以发生，主要原因就是阴阳之间不协调了，所以我们可以通过各种方法去协调阴阳，这就是凡是可以代表阴阳的两个对立面的和解，都可以导向阴阳和。

所以，张仲景的"阴阳和"之内，还有很多外延，如上下、左右、水火等等，凡是两个能够对立起来的方面不协调，都可以导致一个人的身体不和，都可以作为协调阴阳的抓手。这就是《伤寒论》的高明之处，点到即止，不会和盘托出，让后世的医家有发挥的余地，也有创新的空间。

气血为什么不和？

此处的气与血，是小范围的概念，在最大范围内，气其实已经包含了血，所以说气血，就是说大概念的气，是宇宙之气。气血的分别，主要是在功能上，气作为最基础的功能，是推动人体生命活动的根基；而血则是人体最常见的物质，是营养身体的物质基础，同时也有载气的功能。

所以，气血是相对的，你中有我，我中有你，两者之间相辅相成，最后成就气血的功能，才能使人体正常运转。气血最容易出现问题的是运行速度异常，如果血运行得太快了，就容易导致上火、血热；如果血运行得太慢了，就是血寒、凝滞，形成了瘀血。气也是一样，如果运行得太快了，就会上火；运行得太慢就是气滞。要气血和，就应该让气血的运行速度适中，不快也不慢。

气滞与血瘀

我们最常见的气血的问题，其实就两个。一是气滞，气滞一般是短时间的，经过一段时间的发展会影响到血液的运行状态；一是血瘀，血瘀一般是长期的，妇人最常见，经过一段时间的发展就会加重气滞。

在《伤寒论》之中，主要讨论的是外感疾病的表现，所以我们更倾向于"气"层面的研讨。少阴篇的一个针对气滞的方剂——四逆散，成为行气剂的代表。四逆散其实是通过同时对肝肺两方面进行调节，最终调节体内的气，达到气机调畅的结果。关于血的方剂相对就较少了，但也有三黄泻心汤、黄芩汤，都是针对血瘀或血热的病机。

第十二节 桂枝是如何发挥作用的？和营卫？通经脉？温阳化饮？

在《伤寒论》之中，桂枝是最常见的药物之一，除了生姜、甘草、大枣，就属桂枝运用最广泛了。正是因为桂枝的运用多，所以解读它是最难的，这也是破解《伤寒论》的关键钥匙。可以说，深入地解读桂枝，就是解读《伤寒论》。

我们《中药学》的教科将桂枝的作用归结为以下几点：解表和营、通阳散寒、温化水气、补益理气、平降冲逆、通瘀活血。邹澍在分析《伤寒论》和《金匮要略》两本书之中所有含桂枝的药方的作用之后，将其作用总结为六个方面，我认为比《中药学》更加精准：和营、通阳、利水、下气、行气、补中。

如果想要更好地掌握桂枝的用法，最好的方法就是记住其药性。药性就好比人性，是固定不变的，但是药又有情，就好比人情，时常都在变化。

在解读桂枝的药性之前，我们不妨先看看桂枝的运用。对于有表证的患者，桂枝主要发挥解表和营的作用。比如我们在麻黄汤之中用桂枝，在桂枝汤之中用桂枝，在小青龙汤之中用桂枝。有人认为，麻黄汤和麻杏石甘汤两个方都有麻黄，但是一个是治疗有汗的发热，一个是治疗无汗的风寒感冒，所以桂枝与麻黄相配合，发挥的是发汗的作用。

个人觉得这个观点有误，因为麻黄是一个非常燥的药物，所有的寒湿性的疾病都可以使用。比如治疗风寒湿痹一般都会用性热药物，其中就有用麻黄的，还有就是风湿在表，我们使用的代表方剂之中，就有麻黄加术汤和麻杏薏甘汤，这两个方都是除人体之湿气的，并不是用于发汗。

我们在单独使用桂枝的时候，一般都是什么情况呢？比如我们在用桂枝加桂汤的时候，主要是因为脐下悸动；著名的桂枝甘草汤则是治疗发汗之后心悸、出汗不止的现象；还有炙甘草汤也是治疗心悸的，为什么心悸用桂枝呢？

桂枝的作用，最主要的还是使人体的津液充足，补充津液之后，人体的汗液就足了。与此同时，也是补充心液，是保护心脏的一种方式，所以理解桂枝的作用应该从心入手。但是，补心阳并不是桂枝的直接作用效果，而是其作用于自主神经，最终才作用到心脏，这是桂枝的一个独特之处。这也让我们认识到营的重要性，为什么古代的书籍之中会说"营属血，心主营"呢？

其实，桂枝是入小肠经的，是通过小肠经这个丙火来补充心火的。桂枝汤这个方剂治疗的是伤风感冒，恶风、汗出是其主要特点，那这个恶风是怎么来的呢？

恶风的主要原因是一个人的毛孔打开了，而这就是人的皮表的问题。在我们的认知之中有一个误区，那就是肺主皮毛，所有与皮毛有关系的病症都归结为肺。实际上，影响人体的皮表的更重要的因素其实是肠胃，皮肤是人体最大的器官，而小肠的上皮组织则是人体消化系统中最大的组织，这两者是由同一个胚层发育而来的，都属于外胚层。皮肤的毛孔大开，也意味着肠道的"毛孔"也是大开的，这两者状态是一致的。小肠的功效主要就是泌别清浊，吸收津液，所以当小肠功能不及，导致津液丧失太多，吸收太少的时候，就可以使用桂枝。

这个分析完全是基于对现代生物学的理解，当然也跟中医的基础理论是吻合的。在《伤寒论》之中，唯一有桂枝加减的就是桂枝加桂枝汤证，这个汤证的主要表现就是肚脐下悸动，肚脐下悸动就是小肠的问题。我的这个猜想得到了实验的验证，有学者在经过研究之后发现，桂枝可以刺激人体的肠道，是一个强壮剂，可以加强肠道的吸收能力，增强人体的免疫力。

《内经》中认为小肠经"主液所生病"，所有跟液有关的病症，都可以归结为小肠所主，所以桂枝汤证的汗出，其实就是一种液病，能够治疗这种疾病的药物，应该都是跟小肠有关。如果我们从这个角度来看，桂枝作用的脏腑主要是小肠，那就会解决很多问题。

从五行的角度来说，小肠属于丙火，是阳刚之火，属于太过之火；心火属于丁火，属于不及之火，所以心火需要补，小肠火需要泻，而桂枝能就是一个补充小肠火和心火的药物。

所以，桂枝降冲逆，和营卫，都是可以从小肠这个角度加以考虑的，也完全可以说得通。桂枝汤调和营卫的作用，主要就是通过补充小肠之液实现的，这个过程的关键要素就是生姜、甘草、大枣，还有一个桂枝。针对有冲逆的桂枝加桂汤证，桂枝则是发挥了加强小肠的输送液的功能。在麻黄汤中，为了防止麻黄发汗太过，会导致人体的心阳受到伤害，就应该用桂枝保护心阳，不断地提供液。

与此同时，桂枝还有一个很强的作用，那就是可以激发肠道的功能，加强肠道的吸收能力，这个能力在小肠就不仅仅意味着吸收能力了，还包括泌别清浊。所以我们可以看到，在《伤寒论》之中，治疗膀胱气化不利的五苓散，其中最主要的一个药物就是桂枝，桂枝的作用就是加强气化作用，增强小肠泌别清浊的功能。

在仲景所有治疗与水饮有关的方剂之中，用到桂枝或者肉桂的方剂有很多。比如，五苓散虽然治疗的是膀胱气化不利，实际上也能治疗小肠泌别清浊不良，导赤散可以泻小肠之火，其实也与其能够利小便有关系。除了五苓散，所有与水饮有关系的方剂，如苓桂术甘汤，也是白术、茯苓这种除湿的药物，再加上桂枝的组合，其他苓桂剂道理亦同。

桂枝在人体的水液代谢过程中，存在很强的引导作用，即《神农本草经》中记载的桂枝"为诸药先聘通使"的作用。由这个功能还可以推导出桂枝其他的功能，那就是在所有的活血化瘀的药物之中，只要不是治疗血热出血出现的瘀血，都可以加用桂枝。

这个用法在桂枝茯苓丸之中就有体现，很多人不知道为什么这个方叫桂枝茯苓丸，明明是活血化瘀的药物，为什么不叫桃仁丸呢？为什么不叫赤芍丸呢？反而是以治疗水饮的桂枝、茯苓作为方名。这就是桂枝、茯苓在水液代谢过程中发挥的重要作用所决定的。

其实水液的代谢与人体血液的代谢是一体的，瘀血形成的一个重要原因就是水液不足，不能够推动血液运行，所以桂枝的活血化瘀的作用还不仅仅是温通那么简单，还有一个是跟小肠经有关系。正是桂枝有补小肠火的能力，所以桂枝还可以补中气，比如小建中汤中就用到了桂枝。如果一个人的肠胃长期虚弱，就必须要考虑用含有桂枝的方剂，而不是用理中丸。

在仲景的书籍之中，理中和建中是有差别的。理中针对的是中焦混乱，是短时间内出现的问题，所以理中丸主要是用于霍乱等突发性的肠胃疾病；小建中汤则是运用在长期性的肠胃功能衰弱上，这两者有很大的差别。

以上是我关于桂枝功效的一些浅见，《伤寒论》中近三分之一的方剂都与桂枝有关，这味药值得我们细细研究。

第十三节 大黄是泻药，还是通经活络之药？
为什么茵陈蒿汤要用大黄？

大黄是经方中常用的药物，关键时刻可以救人一命，所以大黄自古以来也被认为是"将军"，将军是可以率领千军万马出战的，可以在危急时刻救人一命的，那么大黄是如何发挥这些作用的呢？我们应如何使用大黄呢？只有深入研读《伤寒论》，才能了解其作用。

大黄是瘟病的杀手

从前在农村，每家每户都养猪，每年的夏季特别热的时候，猪都容易得猪瘟，得了猪瘟的猪身上会有很明显的湿热现象，浑身都是红黑红黑的，这个时候我们就会用一些大黄熬水喂猪，猪喝了大黄水之后症状大都会好转。所以，大黄是一味非常好的防治猪瘟的药物（尤其是针对湿热导致的猪瘟）。

同样，在我国历史上，防治瘟疫过程中，也出现过以大黄作为主要药物的方剂，比如吴又可的书籍之中，治疗瘟疫就是以大量的大黄泻热为主。

为什么温病会用到大黄呢？其实这与温病发病的机制是有关系的。一般情况下，温病的主要原因就是火热之气太过，火热之气会导致人体对外感邪气进行热化，热化的结果就是阳明实热很明显，此时就需要用泻下的药物清热。

温病虽然都是肺部感染为多，但是肺部感染会传导到大肠经，这个时候就会导致便秘、发热等症状，此时用大黄泻下刚好就符合辨证论治的思路。吴又可在治疗瘟疫的时候，发现不管是有表证还是没有表证，只要有高热，用大黄泻下之后，症状就会很快改善，所以在治疗瘟疫时，首先就是要看阳明大肠是否通畅。

活血化瘀，疗伤止痛

大黄除了有泻热作用，还有治疗跌打损伤的功效。在农村，有的时候腿脚崴伤了，留下了红肿的痕迹，我们就会用大黄捣成泥外敷，可以很快地缓解疼痛，也可以加快受伤部位的恢复。

其实，这应用的就是大黄活血化瘀的作用，我们在治疗疾病的时候，如果有瘀血，就可以考虑加入大黄。当然大黄也是分很多种的，比如生大黄就是泻下的能力很强，炙过的大黄泻下的功能就没有那么强大，而活血化瘀的作用会强一些。

清热解毒，治疗上火

大黄的一个很有意思的地方就是"气"非常的雄壮，所以有的时候生大黄只需要放在煮好的药之中浸泡 5 分钟即可，这种短暂浸泡的方法就是中医讲的"取其气"。因为大黄有雄壮之气，所以只需片刻就可以取气，取气之后，即可获效。

取气的方法也是张仲景常用的，我们在日常生活中经常会有人上火，特别是有些人在夏天因为吃了烧烤，马上就会嘴唇肿胀，这个时候就可以用几味药泡水喝，一个是大黄，一个是黄芩，放在开水之中泡几分钟，喝下去就可以迅速消炎止痛。

除湿热，利小便

大黄可以泻阳明实热，这是大家都知道的，但是大黄可以泻湿热则是比较少受到关注的。因为大黄本身是苦寒的，又有泻劲，所以对于热来说，不管是湿热还是实热都是有作用的。其中最有名的两个运用就是在治疗黄疸的过程中，我们会用大黄配合茵陈、栀子泻热。

栀子清热，主要是清肝胆之热，而茵陈则是清肝利胆，这些都很好理解，但是为什么在治疗黄疸时，还需要用到大黄呢？我们知道，一般来说大便溏泄时，都是比较忌讳用到泻药的，但是这个方剂之中竟然使用了两个不适合大便溏泄的药物，一个是栀子，一个是大黄，这是什么原因呢？

在治疗湿热疾病的过程中，我们不仅仅要考虑除湿，还需要考虑清热，因为湿热是一体的，两者是相互依存的，治疗湿热疾病光是清热是不行的，光是除湿也是不行的。茵陈蒿汤就是可以清热除湿的著名方剂。

除此之外，还有一个治疗湿热下注导致淋证的方剂——八正散。八正散之中，除了清热的药物（如栀子、大黄），还有活血化瘀的大蓟、小蓟，然后才是除湿的泽泻、木通之类的药，可以看到几种治疗湿热疾病的通用的方法。至于为什么湿热疾病还要用到大黄，有两种解释，一是大小便都是排出湿气的方法，其中大便的排湿功能并不比小便弱，所以泻大便以排湿；另外一种解释则是大黄可以通经活络，可以作为一种通降的药物，起到排出湿气的作用。

第十四节　白虎是什么意思？石膏的作用
真的是清气分热吗？

在整本《伤寒论》之中，寒凉的药物主要就几味，除了我们前面说的大黄，还有黄连，再就是石膏了。这几味药虽然都是寒凉的药物，有一些共同点，但还需要区别对待。因为大黄之寒凉与石膏之寒凉是不一样的，黄连之寒凉与石膏之寒凉也是不一样的，那么如何认识石膏呢？我们需要从含有石膏的方剂入手，比如白虎汤。

白虎汤可用来治疗"里有热，表有寒"的疾病，这常被大家误会，如《医宗金鉴》认为这个条文有误。实际上这个条文是很重要的，是理解白虎汤的一个重要突破口。下面，我从多个方面来解读石膏这味药。

我们在解读大黄的时候举过例子，如果出现了猪瘟，可以考虑用大黄水来解毒，其实这就是利用了大黄的泻热作用，但是在除热的过程中，除了大黄，还有一味非常重要的药物，那就是生石膏，这味药除了可以清热，其实也有泻下的作用。

大黄针对的是实热，就是大肠有燥屎的情况，一般患者有比较明显的大便秘结，时不时还会出现高热等现象。石膏针对的则是气分热证，气分热证主要表现在高热上，一般没有便秘的现象。但是在一些情况下，大黄和石膏都可以治疗大便多日不解，说明他们在通便的功效上是一致的。只不过，大黄所治疗的便秘，主要是因为经脉不通导致的。所以我们看到，张锡纯在治疗大承气汤证的时候，若用大承气汤效果不理想，就会用威灵仙，其中威灵仙的作用是通经络，就是增强大黄通经络的作用。石膏则不同了，石膏的作用主要是清热，人体的热气不重了，自然就达到了泻下的功效。

说说白虎汤

白虎汤是治疗湿热的方剂，这个观点是我在自己硕士毕业论文之中提出的，当时还获得了中国中医科学院某教授的大力赞许，觉得我的观点很新奇。白虎汤治疗的是白虎病，所谓的白虎病，是一种叫"白虎历节"的疾病，这种疾病的表现是湿热着于关节，导致四肢关节疼痛不能转侧。

此外，白虎汤还可以治疗里热证，治疗中暑，其实这些病症的根本原因都是湿热，所以白虎汤治疗的主要是湿热疾病。这里的石膏的主要作用是清热，所以我们的教科书就认为石膏是大寒之品。然而，张锡纯力主石膏不是大寒之品，而是一个稍微带有寒性的药物。

所以，白虎汤所谓的清肺金气分之热，表面上是清热，实则不然。仲景用石膏，都是因为有热，除了白虎汤还有好几个方剂都使用了石膏。如竹叶石膏汤，还有木防己汤，这个方本来是治疗水肿的，在这个方剂之中，石膏的作用是否还是清热，就值得推敲了，毕竟水肿疾病大多数是阴寒性的。现代研究表明，石膏的作用是补充人体的无机盐，也就是说石膏可以治疗口渴的原因是能够补充人体的无机盐，促进人体的水液代谢。所以，石膏能清热解渴，清热是效果，实际上补充津液才是它的功能。

我们在使用石膏的时候，最重要的一个指标就是口渴，人之所以口渴，有的时候是因为燥热，有的时候则是发汗过多，导致水液丧失，所以石膏的作用主要还是促进人体的水液代谢，保留更多的水液。石膏是硫酸钙水结晶，所以生石膏的使用就是给人体补充钙离子。

钙离子在体内的作用非常多，总体来说可以总结为以下几点：

1. 血浆钙离子可降低毛细血管和细胞膜的通透性，降低神经、肌肉的兴奋性。当血浆钙离子的浓度降低时，神经、肌肉的兴奋性增高，可引起抽搐。

2. 血浆钙离子作为血浆凝血因子Ⅳ参与凝血过程。

3. 骨骼肌中的钙离子可引起肌肉收缩。

4. 钙离子是重要的调节物质，一方面作用于质膜，影响膜的通透性及膜的转运。另一方面，在细胞内钙离子作为第二信使起着重要的代谢调节作用。

从第一点，我们可以看到，降低了毛细血管和细胞膜的通透性，其实就是减少组织液的丧失，可以保持体内的水分，这就很好地解释了为什么木防己汤需要用到石膏，是防止木防己利尿太过。

从第二点，可以看出石膏有很强的止血效果，所以当热入血分的时候，我们会用玉女煎，里面不但有凉血止血的熟地黄，还有生石膏。这也很好地解释了为什么在治疗外伤的时候会使用石膏了，又如阳明胃热导致的牙龈出血、充血，都可以用石膏。

我们所谓的阳明热证，其实就是肠胃功能的亢奋，所以会有口大渴、体温升高等现象，石膏可以抑制很多酶的作用，也可以降低这些亢奋的反应，这就是石膏能治疗实热证的一个重要原因。

以下常见的石膏适应证，都可以通过上述的机制解释。

1. 用于温热病、肺胃大热、高热不退、口渴、烦躁、脉洪大等症。

2. 用于温病高热，身发斑疹。

3. 用于胃火亢盛所致的头痛、齿痛、牙龈肿痛等症。

4. 用于肺热咳嗽、气喘。

5. 用于湿疹水火烫伤，疮疡溃后不敛及创伤久不收口。

实际上，只要出现了津液丧失太过，出现了出血，出现了口渴，出现了高热等情况，在方药总体定调之后，都可以适当地加入一点石膏。

第十五节　黄连是清热泻心火，还是补土藏火？

黄连是中医难以迈过的一味药，因为很多热性的疾病都需要用到，但是很多人都认为黄连就是一个清热的药物，那么事实上是不是如此呢？

在《伤寒论》之中，黄连首次出现是在太阳篇的葛根黄芩黄连汤，这个方剂主要治疗的是湿热导致的腹泻，也就是我们现在所谓的痢疾。其中葛根治疗的是腹泻，黄芩的作用主要是止血，黄连也是清热加上止血，芍药有点止痛的意思。我们可以看到，黄连不但能清热，还可以止血，还可以止泻，在中医看来，其实就是一个健脾胃的作用。所以说黄连不但可以清热，还可以厚肠胃。

黄连还出现在太阳篇，主要就是治疗心下痞，这种心下痞就是西医学的胃炎，而且还不止一个方，有五种泻心汤，理解五种泻心汤就是理解黄连的关键，因为泻心汤其实是从小柴胡汤转变而来，只是置换了其中一味药，也就是我们熟悉的柴胡变为黄连。

心下痞是胃的问题，为什么仲景给方药命名为泻心汤？这里面到底有什么秘密等待我们去揭示呢？

在五运六气学说之中，有一个方剂叫川连茯苓汤，这个方剂治疗的是六丙年因为水太过导致的心火不足，出现心悸等心脏不适症状，这种症状一般来说都是因心火不足引起的，所以本应该用一些除湿、扶阳的药物，而川连茯苓汤是以黄连清热为主，茯苓除湿化湿为辅，完全看不出温阳的效果，但是用了之后还真的可以治疗心悸等寒气比较明显的疾病。这是为何？

由此可以联想到，如果一个人出现了腹泻，就很容易出现四肢冰凉，针对这种症状有的时候需要用四逆汤，有的时候使用四逆散，还有的时候可以用黄连类的方剂，只要腹泻止住了，手脚冰凉就好了。因为只要腹泻止住了，那么津液就恢复正常，人体因为血液不足导致的病症就会得到很好的改善。所以黄连有的时候也可以治疗心悸，这与茯苓类似。

黄连燥湿

苦寒的药物中，只有黄连是补脾胃的佼佼者。黄连之所以可以补脾胃，就是因为脾是恶湿的，黄连燥湿，脾自然就获救了。但是与此同时，我们还需要考虑到，燥湿之后湿气去哪里了？是从小便排出来了，还是从大便排出来了？实际上，黄连燥湿之后，没有发汗，没有泻下，没有利小便，黄连的燥湿与茯苓的化湿，其实是有异曲同工之妙，湿气都转化为了津液。

正是因为黄连可以燥湿生津液，所以可以止渴，对于不少糖尿病患者来说，最重要的病因就是体内的津液转化出了问题，此时用大量的黄连效果也是非常不错的。

泻火还是晦火？

通常认为苦寒的药物都有泻的作用，所以热证可以大量使用苦寒药物，都是用来泻火的。但是黄连是泻火的吗？我们从黄连治疗心悸这个症状来说，其实黄连不但可以泻火，还可以保护心脏，所以黄连是一味比较特殊的药物，这就要回到我们刚开始要讨论的问题，黄连的作用是泻火还是晦火？

其实这个就是理解黄连的一个关键因素了，黄连泻火不假，但是这种泻火不是把火灭了，而是把火藏起来了。因为不少人因为长期服用黄连最后会出现上火的现象，为什么泻火的药还会导致上火呢？其实就是因为黄连真实的作用是将人体的火藏起来，但是并不是消下去。

所以，黄连泻心的作用，就是引导火去生土，生土之后，火减少了，但是土是把火藏起来了，而不是把火消耗了。

使用黄连的指征

我们在使用黄连的时候，一般都需要看舌苔，如果出现了黄腻苔，就可以考虑使用黄连了，这跟石膏所治的黄燥苔道理是一样的。石膏主要针对的是津液丧失之后口渴的问题，黄连则是主要针对湿热之气太盛，津液转化出现问题而导致的口渴，口渴这种很明显，但这种口渴可以通过黄连的燥湿作用，把湿气转化为人体的津液而解除。

黄连清心火与坚阴

黄连一个重要作用就是治疗相火亢盛，如出现早泄、阳痿等症状，黄连这味药可以泻心火，同时也可以坚阴，这也可以从黄连晦火补土这个角度解释。

有研究发现，黄连可以治疗胃中有邪气，这个功能与人参类似，人参可以治疗胃中有邪气，心下痞。但是人参与黄连有着方向性的差别，人参是补的，补的是脾胃，是肾气，所以人参会增强人体的欲望，这个时候就会表现出上火；黄连同样也是可以治疗胃部邪气，但是黄连治疗的邪气是热性的，所以有泻的功效。

在增强男性性功能方面，人参针对的是虚证，黄连针对的是实证，两者方向不同，但疗效均佳。

第六章 六经运气解

第一节 桂枝汤明明是太阳方，为什么与厥阴风木相联系？

我们知道，桂枝汤是太阳病的方，但是后世在解读的时候，经常将其与五运六气之中的厥阴联系在一起，两者之间到底是什么关系呢？太阳病其实分很多种类，有伤寒，有中风，还有风寒夹至，非常复杂，它为什么会与厥阴风木相关呢？

桂枝汤与厥阴风木

其实，太阳病与五运六气中的太阳关系不大。《伤寒论》中的太阳病其实就是表证，而五运六气的太阳实际上是寒湿之邪，所以不能将两者对等看待。

李阳波先生在解读《伤寒论》的时候，就试图用五运六气解读其方，认为使用桂枝汤的关键运气就是厥阴风木。厥阴风木所主之气，一般会有几种表现。其一是感冒的人比较多，而且这种感冒也是跟风气有关；其二是很多人出现头晕头痛，与仲景所言的"阳浮而阴弱"的症状有点类似；其三则是因为木克土，所以不少人脾土受伤，此时就会出现腹部不适的症状。

这些厥阴疾病出现的时候，都可以考虑使用桂枝汤。因为桂枝汤首先就是一个治疗头痛头晕的方剂，凡是外感导致的头痛头晕，只要不是伤寒就可以用，如果是伤寒就应该用其他的方法，桂枝汤稍微加减一下就是治疗头痛头晕的标准方剂。

厥阴风木导致的问题之中，还有一个是腹痛，这就是典型的木克土的表现，所以我们会用一些柔肝的药物，也可以使用桂枝汤加减，桂枝加芍药汤或者小建中汤就是其例。所以，不管是厥阴风木导致的外感疾病，还是厥阴风木导致的内伤疾病，都可以考虑使用桂枝汤。

桂枝汤治疗高血压病

厥阴风木有疏泄之性，这就很容易导致人体的气往上升，所以我们应该通过降气的方法减弱风木的作用，这个时候就可以考虑桂枝汤这个本来就是用来治疗"阳浮而阴弱"的中风证的方剂。

现在的很多患者都有高血压病，实际上高血压病与桂枝汤有着千丝万缕的联系，只是很少有人会用桂枝汤治疗。我们只需要对桂枝汤稍加变化，其使用范围就会很广泛。

当然，五运六气与经方确实是有对应关系的，如果将五运六气与经方对应好，治病的过程就变得更加简单了，这也是我们将要探索的重点内容。

第二节　太阳寒水与麻黄汤有何关系？
为何祛寒要用麻黄？

《伤寒论》中的太阳病与五运六气中的太阳寒水在某种程度上是相互关联的，只是不宜将太阳病与太阳寒水完全对应。

通常来说，太阳寒水代表的是寒冷，而很大一部分伤寒患者都有恶寒的表现，很能说明太阳寒水与太阳病之间的关系。但是，很多太阳寒水导致的疾病都是里证，不是表证，所以我们在使用五运六气的太阳寒水分析病症的时候，需要分清楚它到底是导致了表证还是里证。

麻黄汤也可以祛里寒

《伤寒论》中与太阳寒水有关的方剂很多，如果太阳寒水在表则用麻黄汤以及小青龙汤、大青龙汤、麻杏薏甘汤、麻黄细辛甘草汤等麻黄剂；如果太阳寒水入里，则使用附子剂，包括真武汤、四逆汤、附子汤等。

麻黄剂其实也可以祛里寒，只是更适合不太严重的里寒。

太阳寒水还会导致气郁，发表可以解郁

表证大多只在表，特别是太阳病，不会涉及里证，很少有气郁出现，这也是太阳寒水与太阳病之间的差别。当运气之太阳寒水出现的时候，其实可能有三种情况：一是寒水伤人之表，此时出现的问题是太阳寒水在表，解表就可以治疗；二是太阳寒水内伤心火，导致寒气内郁，出现了气郁的现象，这个时候就有火郁的可能，治疗上可以用发散的药物，也可以用疏肝理气的药物；三是太阳寒水伤肾阳，肾阳虚衰，表现在症状上就是下焦虚寒，脉沉，精神受伤。

正是因为太阳寒水与太阳病有差别，所以我们应该区别对待，但是从另外一个角度说，麻黄汤可以治疗太阳寒水导致的表证，那么麻

黄汤是否可以治疗太阳寒水导致的气郁、阳虚呢？

麻黄剂治疗抑郁症

我们知道了太阳寒水会导致伤寒，会导致气郁，会导致阳虚，其实就可以推导出，治疗伤寒的方法可以用于治疗气郁、阳虚。

朱丹溪的越鞠丸是治疗郁证的代表方，其中主要的药物就是川芎和苍术，川芎和苍术之所以可以解郁，就是因为这两味药都可以解表，也可以活血，还能除湿。苍术解郁之功效最好，其中一个关键因素就是苍术不但可以发表，还能除湿，所以对于太阳寒水导致的问题，还是比较对症的。

另外，麻黄类的方剂之中，最具有代表性的麻黄附子细辛汤，就是针对阳虚的一个专方，可以用来治疗阳气虚衰或者抑郁症。

从这个几个典型例子之中，我们也能看出，太阳寒水与太阳病之间存在一定的共通之处，但是两者不能等同。

第三节　从热入血室看金克木，阳明燥金会导致什么问题？

《伤寒论》中有阳明病，很多人把《伤寒论》的阳明病与五运六气的阳明相结合，其实这种想法是不对的。比如将阳明病与阳明燥金相结合，这种思路不但不能正确地解答《伤寒论》中的很多问题，还会导致对五运六气理论的误解。

小柴胡汤治疗热入血室

《伤寒论》中的热入血室是妇人常见的疾病，"妇人中风，七八日续来寒热，发作有时，经水适断，此为热入血室，其血必结，故使如疟状，发作有时，小柴胡汤主之"，可以看出热入血室，其实是妇人月经病的一种，因为出现了精神症状，所以肯定与血有关，不过仲景的治疗方法不是用治疗血病的药物，而是用一些疏肝理气的药物。

然而，治疗热入血室，还有一个方剂，那就是四物汤加减的地骨皮饮，该方治阴虚火旺，骨蒸发热，日静夜剧者，妇人热入血室，胎前发热者。组成为四物汤加地骨皮、牡丹皮（各三钱），水煎服。

所以，我们可以看出，不管是小柴胡汤还是四物汤，都可以治疗热入血室，这是什么道理呢？这就要涉及我们所说的阳明燥金了。

燥金克肝木

因为燥金属金，所以一定会伤害肝木，此时最容易出现的就是肝胆的问题，热入血室其实就是病在少阳，就是往来寒热，所以治疗的时候就用小柴胡汤；同时，燥金还有一个性，那就是燥性，燥性很容易伤人津液，所以容易导致人体的肝血亏虚，因为燥本身属金，所以燥邪所伤，以肝经为主。

因此，从阳明燥金的角度来说，一个人之所以出现肝胆问题，就是因为金克木，而从另一个的角度来说，不管是和解的小柴胡汤还是四物汤，其实都是针对这种矛盾的。

阳明燥金其实导致的是少阳病，而不是阳明病，这才是我们要讨论的关键。导致胃家实的关键，当然有燥金的因素，但是最主要的不是燥金，而是火，这个火既可以是少阳相火，也可以是少阴君火。因为阳明病是胃家实，是实热，所以君火或者相火的可能性很大，不过火是克害肺金的，所以我们可以看到，阳明气分证的表现还是肺金气分之热。

第四节　阳明病其实是肺系疾病，火才是根本病因！

前文讨论过，其实阳明燥金对应的不是阳明病，少阴君火和少阳相火对应的才是阳明病，这也是我们在阳明病中常见的现象。如治疗阳明病最著名的白虎汤、麻杏石甘汤、三承气汤，其实这里面的每一个方都与火密切相关，正是因为阳明病与火密切相关，所以治疗阳明病的关键是泻火，而一直以来的温病的发生，都与阳明病相关。

火分少阳与少阴

在讨论阳明病之前，我们可以先讨论一下关于火的问题，火是可以克制金的，而金在人体主要表现在大肠与肺，这两个方面都是我们解读阳明病的关键。

火，其实就是热，但是热有两个维度，一是湿气，一是热气，所以少阴君火是以热为主，而少阳相火则是湿热相兼，属于湿热都重。不管是热还是湿热，都会造成肺部的不适，或者造成金受克制，所以我们理解阳明病要从火克金这个点入手。

阳明病分表里

阳明病虽然属于里证，但是在疾病开始的时候还是会出现恶寒的现象，这与温病有点类似，所以不少学者也认为阳明病就是温病。也有人认为后世的温病学说，其实是因不理解阳明病而提出来的。

如果按照阳明病主要是火引起的逻辑来推测，因为火克金，所以肺金和大肠金皆会有症状出现，这就能很好地解释阳明病的气分热证为什么用白虎汤，为什么深入里的大小承气汤在泻下的同时还需要理气。

承气汤、白虎汤，皆另有深意

根据前面的推理，我们可以看出，导致阳明病的关键因素其实就是少阳相火和少阴君火，所以治疗阳明病主要就是从这两个维度加以考虑。这个时候，我们需要重视的就是火导致的症状。

火是湿热的另外一种表达，所以我们在治疗火的时候，其实就是在治疗湿热，这也是为什么可以用苦寒的药物治疗热证，同时还可以治疗湿热，比如半夏泻心汤可以治疗湿热，白虎汤也可以治疗湿热，还可以治疗暑气病。

少阳相火与六气之中的暑相对应，而白虎汤能治疗中暑，所以白虎汤应该与少阳相火有很密切的关系，同时白虎汤与少阴君火也有密切的关系。

承气汤一直以来都是难以解读的，柯琴曰："诸病皆因于气，秽物之不去，由于气之不顺也。故攻积之剂，必用气分之药，因以承气名汤。方分大、小者，有二义焉：厚朴倍大黄，是气药为君，名大承气；大黄倍厚朴，是气药为臣，名小承气。味多性猛，制大其服，欲令大泄下也，因名曰大；味寡性缓，制小其服，欲微和胃气也，因名曰小。"

大小承气汤针对的病机是"诸病皆因于气，秽物之不去，由于气之不顺也"？还是另有深意？

很显然，古人在解读阳明病的时候，还是没有把握其关键，阳明病的关键不是所谓燥气，而是火热之气，所以阳明病的主症其实不是燥，而是热。因为燥气的到来都是在立秋之后，所以燥气通常是带有一点凉性的。治疗这些疾病我们不是润燥为主，而是以清热为主。

火克金，才是导致金系疾病的根本原因，所以治疗的时候，我们要用枳壳这种开胸肺之药，也要用大黄这种泻热之药，但是何曾用过润燥的天冬、麦冬？阳明燥气导致阳明病的这个观点，真是千古之误！

第五节　便秘才会火气旺，火气旺才会便秘，运气学说怎么解读？

前面我们花了较长的篇幅讲阳明病与运气，厘清了运气的阳明燥金与伤寒阳明病之间的关系，可以说两者之间其实并没有太多关联。下面我们就从另外一个角度来解释，为什么火气旺会出现阳明病，而便秘之后就会上火，其实这就是对阳明另一个侧面的解释。

秋季最容易便秘，最容易上火

每年立秋之后，不少人就开始感觉身体比较干燥，同时也会有人出现便秘的症状。因此，不少人认为燥气就是导致阳明病的根本原因，实际上是不是这样呢？

上火一般都是与便秘相联系的，生活中很多人容易上火，其实这种人都有一个共同的特点，那就是或多或少有点便秘，但是便秘是不是就意味着燥气重呢？也不是。便秘最容易导致的就是上火，就是阳明病，所以上火与阳明病基本等同。从这个点我们可以说明阳明燥金，其实并不是阳明病。

阳明病的主要原因还是火，因为在每年秋季来临的时候，主要是阳明燥金主时，如果阳明燥金不与火相结合，上火的情况就会不太明显，但是一旦与火相结合，就会有上火的现象。

阳明燥金导致的是肝胆疾病

在此举一个案例加以说明。2020 年秋季，确切来说是 8 月 26 日，一名女性患者主诉近一周每天晚上 11 点以后，先是背后痒，再后来是胸部、手臂内侧、腹股沟、大腿内侧以及小腿瘙痒，痒得无法入眠，到了凌晨 3 点之后才能入睡。口不渴，大便干硬，小便量多色黄，精力充沛。

以上症状的出现，其实是因为进入秋季之后，主运客运是金太过、火太过，主气客气是阳明燥金和少阳相火，主要问题是火克金，还有金克木，我们在治疗的时候只要解除这两个矛盾就可以了。

但是，我们试想一下，火克金，那就会导致肺金的问题，会导致大肠金的问题，这很好解释。但是如果仅仅是这样的话，我们用泻下、清热的药就行了，而实际上并非如此。

我们还应该看到，这个人的症状是在凌晨3点之后才消失，也就是说与肝经相关，还有一个金克木的问题在，所以治疗就不应该只是考虑便秘，不仅仅考虑客气客运的火，还要考虑主运主气的金。

当时我给患者开的方就是四物汤加大柴胡汤，但是大柴胡汤没有用大黄，火气不旺，所以没有必要泻火，也没有必要用大黄，连半夏也没有加，主要原因就是半夏是燥湿的，会增加体内的燥气，所以没必要使用，只是用了几味治疗气郁的药。服药之后，患者只用了3天就痊愈了。

我们应该注意到，五运六气的阳明燥金和伤寒的阳明病，其实不是一个概念，而是两个完全不同的概念。阳明病是因为火，少阳病是因为燥，这才是正解！

第六节　温病是怎么来的？阳明病与温病同源！

伤寒与温病之间有一个千古大讼，到底是伤寒包括了温病，还是伤寒和温病是两种不同的疾病呢？认为伤寒包括了温病的便说温病其实就是阳明病，这类学者不少；也有学者认为，伤寒与温病是完全不一样的。我们该何去何从，如何统一认识？

其实五运六气的理论可以解释几乎所有的疾病，所以不管是何种疾病，都可以纳入五运六气的框架内，关键是要掌握正确的分类方法。

温病主要病因就是火

温病主要指的就是传染性疾病，与西医学的流行性感冒类似，主要病因都是火。火气一重，这类疾病就会加重，而且这类疾病的主要病位就是肺系，与大肠经相关。

所以，温病在某种程度上与阳明病有类似之处。实际上，温病是肺部感染之后，慢慢传变，最后变成了内伤疾病，这与李东垣的内伤外感辨也有类似之处，我们在治疗的时候可以将理论与实践结合起来。

由肺到脾的疾病

其实温病的主要病位就是肺部，所以我们在临床上可以看到，温病患者首先会有右寸脉出现异常。肺部疾病经过一定时期的传播之后，就会进入到全身，此时在脉象上就会出现右关脉大的现象，也就是从肺部疾病转化成了内伤脾胃疾病，这个时候就需要从内伤治疗了。

可以说，李东垣的内伤理论与温病的思路是一致的，但是李东垣说的内伤是在温病经过了一段时间的误治之后，内传脾胃，所以相对来说较为严重。而温病刚开始使用的就是清热的方法，但是当邪气内传之后，清热就不能解热了，就需要补脾胃，就需要甘温除大热了。

伤寒与温病，伤的都是肺

其实不管是伤寒还是温病，病位都是肺表，有人说伤寒伤的是太阳膀胱经，而温病伤的是太阴肺金，其实这两者之间没有那么大的区别，不管是伤寒还是温病，伤的都是肺表，只是病因不一样而已。

伤寒之邪，主要就是风寒，所以我们祛风散寒就行了，初起主要矛盾是厥阴风木，其后才是太阳寒水；温病则是主要因为火，一是君火，一是相火，两种火都会导致人体肺部受克。

第七节 厥阴风木与太阴病腹泻，腹泻如何
定位脏腑？

前面我们分析了五运六气之中六气与六经之间的关系，三阳病各有特色，并不能与五运六气完全对应。那么，我们应该如何理解太阴病呢，为什么太阴病会出现腹泻呢？

太阴在《伤寒论》之中，有点类似于少阳，属于半表半里，但是病症表现又完全是里证。太阴病的病因其实是湿气，但是这种湿气又不是普通的湿气，而是比较严重的湿气。因为一般的湿气会导致便溏，但是太阴病的湿气还会导致气滞和腹痛，所以太阴病的治疗主方是桂枝加芍药汤。

桂枝加芍药汤主要针对厥阴风木

我们可以看到，导致太阴病的主要原因还是厥阴风木，而不是我们所熟知的太阴湿土，虽然太明湿土对太阴病也有一定的影响，但是太阴湿土主要是克制肾水，是津液的问题。在《伤寒论》之中，津液的代谢问题是贯穿始终的，并不是某一个病的主要因素。

太阴湿土导致的疾病是分布在整个《伤寒论》之中，但是没有以此为主题单篇专论。太阴病的原因就是厥阴风木，风木克土，所以腹泻严重，这与春季来临的时候，很多人出现腹泻、腹痛的原理是一致的。

导致腹泻的原因有很多

在五脏的体系内，导致腹泻的原因只有一个，那就是脾胃虚，但是在六经的系统内，导致腹泻的原因是非常多的。比如大肠经病变会导致腹泻，小肠经病变会导致腹泻，脾胃病变也会导致腹泻，所以我们将腹泻定位在脾胃，认定太阴病是脾胃病。

比如厥阴病的腹泻，其实就是肝胆的问题，是木的问题，而不是脾胃的问题；少阴的腹泻，则应该属于肾的问题，属于心的问题。所以，如果认定一个症状属于哪个脏腑，或者哪个经络，都是比较武断的。

腹泻如何定位脏腑？

　　其实想确定是哪个脏腑导致的腹泻，很简单。如有些人小便不利，同时腹泻，那么肯定是与膀胱、小肠、肾有关；如腹泻的时间点是未时，那就可以肯定腹泻主要与小肠有关；如果腹泻出现在寅时，那自然就与肺或者大肠有关。

第八节　太阳寒水？少阴病与寒水才是真的对应关系！

少阴病是比较常见的，主要问题是"神"伤，太阴病则是"津"伤，厥阴病则是全身皆伤。

少阴病其实只有几个主症，一个是四逆汤类方治疗的因为腹泻严重导致的阳气虚，这类疾病是比较急的，也是可能会致命的，所以必须抓紧治疗；一个是以四逆散为主要方剂的假性神虚，即假性虚寒，表面上看是寒证，实际上则是阳气郁闭，所以要理气，要疏肝；另一个是以黄连阿胶鸡子黄汤为代表的熬夜导致的神气虚弱。除此之外，还有一些因为腹泻导致的精神萎靡等。

寒水导致的疾病

前面我们已经分析过，太阳寒水可以导致的疾病非常多，病症在六经都有分布。但是如果单纯看寒水导致的疾病，那就非少阴病莫属了。少阴病病因比较纯粹，主要就是阳气虚，而阳气虚的指标主要体现在少阴肾和心这两个脏之中。综上，太阳寒水导致的问题如下：寒水属于寒湿，可以克制心火，所以阳虚的症状最明显；另外，寒气还会封存人体的阳气，就会出现阳郁的现象，所以四逆散的气郁证也是太阳寒水导致的；此外，麻黄附子细辛汤也与太阳寒水有关，只有以黄连阿胶鸡子黄汤为主方的证不是太阳寒水导致的。

太阳寒水与少阴君火之间存在着比较密切的关系，但是我们没有必要把五运六气之中的六气与伤寒之中的疾病完全对应上。在运气之中，寒水所代表的就是寒湿、寒气，在五行之中代表的就是水，水能够克制火，问题将出现在火上。

寒化、热化证

后世的医家在解读《伤寒论》的时候，视野较局限，总是喜欢在一个篇章之内讨论问题，所以很难对《伤寒论》做一个通篇的解读，经常出现一些牵强附会的内容。比如，少阴篇所讲的就是少阴病吗？还是说少阴篇其实包含了太阳、少阳、少阴、厥阴、太阴等病，因为他们之间存在很大的相似性，所以必须在一篇之内详述，加以区分？

其实，不管少阴篇里讲的寒化证还是热化证，都是类似于"但欲寐"的症状，只要出现了精神的问题，都可以放在少阴病的框架之下。

第九节　不要迷信完美，运气学与《伤寒论》属于不同的体系

中医历代的医家都容易犯一个毛病，尤其是宋代以来的医家，都想将中医体系完美化，使中医理论内容整齐划一。但是临床实践之中，我们又会发现理论与实际者之间存在很大的差别。张仲景的书籍是基于临床的经验总结，是将经验上升为理论，所以既有理论性又有实用性。

通过前期的分析，其实很容易发现，导致阳明病的原因其实是少阳相火和少阴君火，所以阳明病发生的时间点大多是初夏季节，那个时候气候突然间变暖，使得很多患者的体内阳气骤然旺盛，所以就出现了阳气过旺的上火。

其实初夏之后，很多人开始慢慢适应气候变化，上火的人并不太多，反而较少。到了初秋时节，这个时候真正开始出现了少阳相火，此时很多人就会感觉到秋季的燥热，感觉到少阳相火，也有不少人会出现上火的情况。当然，除了这些，我们还需要关注五运带来的影响，只不过六气与伤寒六经之间的对应关系比较简单，所以我们仅就六经与六气进行讨论。

我们看看黄元御对六经与六气的分析，就会发现自古以来很多医家的解释都是牵强附会：

"足太阳膀胱以寒水主令，手太阳小肠之火从而化寒，手阳明大肠以燥金主令，足阳明胃之土从而化燥，手少阳三焦以相火主令，足少阳胆之木从而化火，足太阴脾以湿土主令，手太阴肺之金从而化湿，手少阴心以君火主令，足少阴肾之水从而化火，足厥阴肝以风木主令，手厥阴心包之火从而化风，此六经之常也。病则太阳是寒，阳明是燥，少阳是火，太阴是湿，厥阴是风，而惟少阴则不从热化而从寒化。以火胜则热，水胜则寒，病则水能胜火而火不胜水，故从壬水而化寒，

不从丁火而化热也。至于阳明，阳盛则从庚金而化燥，阴盛则从己土而化湿，不皆燥盛也。阳明上篇，是燥盛者，阳明下篇，是湿盛者。至于少阳，阳盛则火旺而传腑，阳虚则火衰而传脏，不皆火胜也。"

风、寒、暑、湿、燥、火皆可致病，而人体的经络并不是以某一个气为主导的，但是一些理论却硬要将两者对应起来，最后只能用"从化"来解释。其实不如从实际出发，不再着眼于理论的统一性，而是看临床表现如何。只有这样才能真正地把运气学说的临床实用性与伤寒学说的实践性相统一。

比如，太阳病总共可以分为三类：一类是中风，这类疾病的病因很显然就是厥阴风木，所以治疗的时候也要考虑风木的影响，这也是要用芍药治疗的一个根本原因；一类是伤寒，这类疾病的主要病因就是太阳寒水，但是我们不能把太阳寒水与太阳病画等号，而是要找到两者的一些共同点；一类是温病，温病其实是由火导致的，但是张仲景在《伤寒论》之中没明言，这与"足太阳膀胱以寒水主令，手太阳小肠之火从而化寒"完全不同，两者在理论上不能很好地统一，在实际治疗上更是不同。

阳明病就是火导致的，一是少阳相火，其实就是湿热严重，所以阳明病的治疗有两个方案，一是白虎汤所治疗的气分热证，一是茵陈蒿汤治疗的湿热重症；一是少阴君火，其实就是实热，这种热是因为火克金，肺金受克，所以导致气滞，大便难。而阳明燥金受克，则干燥异常，便秘的同时还会有上火现象，三承气汤都是为了解决这个矛盾而设的。后世医家认为"手阳明大肠以燥金主令，足阳明胃之土从而化燥"是没有道理的，因为如果是燥金主令，则是肝木受邪，那么病应该出现在肝胆，而非阳明。

少阳病同样是很简单的，少阳的主方是小柴胡汤，但实际上各类柴胡剂皆可治少阳病，比如大柴胡汤也是少阳之主方，这是怎么回事呢？其实少阳病完全就是金克木导致的，所以治疗上我们也要多考虑柴胡类的方剂，一是和解少阳，这类方剂的选择主要还是看胆的病状；

一是柴胡类的方剂，治疗的更多是厥阴的问题，因为厥阴肝也与金有关。

太阴病更多的是厥阴风木导致的，所以太阴的腹泻伴有"时腹自痛"，这种自痛就是一种肝脾不和，或者说是木与土之间的矛盾。其实，太阴病的自利相当于太阳病的自汗，都是人体为了排出体内邪气而出现的症状，治疗的时候我们用了桂枝加白芍汤，就是在调和营卫的同时泻肝，泻过旺之木。"足太阴脾以湿土主令，手太阴肺之金从而化湿"，这种观点有一定的道理，但是太阴之泻，肯定不是简单的排出湿气，而是涉及很多脏腑。

少阴、厥阴病也类似，不过少阴病相对来说比较简单，厥阴病则比较复杂，所以我们在讨论的时候还需要考虑很多因素。

至此，我们理顺了五运六气之中的六气与《伤寒论》之中的三阴三阳之间的关系，至于《内经》中关于三阴三阳的从化、正化之间的关系，其实没有必要强行附会。

第七章　临床心悟

第一节　发热汗出反复发作，是小柴胡汤证吗？

临床上，处理发热的过程是考验一个人临证能力的金标准，因为几乎所有的疾病都会有发热的经过，不管是内伤还是外感，只要生病都有热象，有的是高热，有的则是微热，还有的是局部热症。如果一个人能够处理好发热，治疗一般的疾病都没有大问题了。

古语有云："百病皆因伤寒起。"意思是很多疾病都是伤寒导致的，归根结底都是伤寒病。那么在治疗疾病的时候，就容易遇见这样一种情况，那就是发热和汗出反复出现，此时，就很考验一个人的治疗水平。

我曾经在不同的场合分享过我父亲处理发热的经典案例，那就是用小柴胡汤与大柴胡汤治疗发热，这种经验也启发了我的临床思路，但是这种思路并不能处理所有的发热。

我们先说说大、小柴胡汤是怎么治疗发热的。小柴胡汤是治疗三阳病的，不管是太阳病还是少阳病，都可以用其治疗，效果很明显，而且用得也顺手，但是使用的时候还是要注意辨证，比如，太阳病时怎么用小柴胡汤退热呢？

太阳病一定会有表证，所以有脉浮，这个时候通常还会有阳郁的表现，所谓的阳郁就是手脚冰凉，而舌苔是白苔，这种发热温度也不是很高，属于外感初期，但是正气比较虚，小柴胡汤使用的时候要加大量，一般用平时剂量的两倍。

　　小柴胡汤退热，还可以退阳明之热，这种热一般是湿热。即患者的舌苔有黄色，这个时候用小柴胡汤可以燥湿，可以清热，治疗之后往往会出现战汗现象。

　　小柴胡汤退少阳之热，是大家都耳熟能详的了，只要出现了往来寒热、胸胁苦满、温温欲吐的症状，就可以用小柴胡汤，效果肯定是不错的。不过，小柴胡汤并不是无往而不利，因为这些发热的患者，并不一定都有虚证，如果是单纯的实证，那小柴胡汤就不适用了。

　　这个时候，就可以用上大柴胡汤了。我们知道大柴胡汤可以治疗胆囊炎的急性期，其实大柴胡汤治疗的发热与小柴胡汤证有点类似，这种发热有一个特点，那就是反复发热，同时，患者还有不大便的特点。

　　所以，我们可以看出，大柴胡汤和小柴胡汤治疗的发热，都是汗出热退，过段时间又发热，这两个方对应的其实是一虚一实的病证。在《伤寒论》之中有没有类似的处理方法呢？其实，张仲景在处理这种反复发热的时候，也有一个虚实对应的方案，那就是发热、烦躁，如果脉是实的，汗出之后，热降下来了，但是反复发热，那就可以用承气汤泻下；如果是脉虚浮，则是用桂枝汤。

　　兜兜转转，最后发现《伤寒论》中早就记载了许多我们感到棘手的问题的解决方案。那么，针对反复发热，是不是这两个思路就完全能够解决呢？当然不是，反复发热的患者，还有很多其他的情况，下文将继续为大家分析。

第二节 反复发热难治，哪两种情况
需要重点考虑？

前面我们分析了反复发热的两种情况，一种是虚，一种是实，都是比较常见的。实际上还有一些发热也是很难治的，不管是小柴胡汤也好，大柴胡汤也好，或者说桂枝汤、承气汤，都未必有效，因为这些方药所治疗的发热类型都是伤寒发热，都是比较纯粹的。此外，还有一些发热，情况是不同的。

湿邪导致发热，当用三仁汤

在常见的发热之中，有一类其实是因为感染了湿气，这个时候人总是发热，而且温度不会太高。此时我们就要考虑除湿了，而不是用清热或者解表的药。

张仲景其实也观察到了湿邪为病，但是他没有提出明确的治疗方案，只有一个近似治疗湿邪的麻杏薏甘汤，在《金匮要略》中治疗"风湿相抟"。后世的医家发明的三仁汤，治疗湿邪发热的效果会比较好。

这种发热也有其特点，是经过长期的、发汗、泻下都不管用，一般很少人会考虑到这是湿邪，而且是湿气重，不是热气重，如果是热气重，就可以用白虎汤，或者是白虎加人参汤。

所以，如果患者经过相当长一段时间的反复发热，就是降不下去，就应该考虑是湿邪导致的了。这种发热一般也是低热，舌苔会比较厚，但是人的精神是不清爽的，整天浑浑噩噩，没有什么清醒的时候，大便也是比较稀溏。

内伤发热，应该用补中益气法

在众多发热的疾病中，还有一种是内伤发热，这种发热也是反复发热，而且表现与三仁汤的湿热有点类似，但内伤发热与湿邪发热也有不同之处。

在湿邪导致的发热中，我们可以看到人很累，大便比较稀溏，但是内伤的发热一般是夜晚发热，心烦，如果不盖被子又会冷，盖被子又会觉得烦热，出一身汗之后，就变好了。这种发热一般是在流行性感冒后期，疾病经过一周左右的反复发作之后出现，只要出现了内伤发热，我们就应该从补气的角度加以治疗，会获得好的疗效。

内伤发热与湿邪导致的发热存在很多相似点，也有很大的区别。内伤发热在脉上一般是右手脉比较大，湿邪发热则是脉较缓，以此可鉴别两者。

湿邪导致的发热与小柴胡汤治疗的发热也有相似点，两者之间的差别不是太明显；而桂枝汤与补中益气汤治疗的发热也很类似，只是桂枝汤治疗的发热有表证，补中益气汤治疗的发热没有表证。实际上，还有一些比较特殊的发热，我们也会经常见到，情况较复杂，治疗较困难，我一般会使用一个比较特殊的方剂，那就是人参败毒散，这个方剂可以说是以上几个方剂的综合体，具体如何使用，我们下文继续分析。

第三节　高热不能退，一个治疗瘟疫的方剂
为什么效果那么好？

人参败毒散是"何方神圣"？

宋代《太平惠民和剂局方》记载，人参败毒散主要用来治疗伤寒时气，头痛项强，壮热恶寒，身体烦疼，寒壅咳嗽，鼻塞声重，风痰头痛，呕哕寒热。

这里讲的伤寒时气病，就是我们现在所说的流行性感冒，流行性感冒其实就是中医所说的瘟疫的一种，只是经过多年的进化已经没有曾经的瘟疫的那种杀伤力了。

这些疾病时常表现出来的症状就是头痛、发热恶寒，有的甚至还有脾胃的症状，所以我一般会用人参败毒来治疗外感疾病，也能发挥很好的作用。那么，这个方为什么能够发挥如此之大的作用呢？关键还在于它的组成，这个组成特色造就了人参败毒散的非凡战绩。

人参败毒散由哪些药物组成？

柴胡（去苗）、甘草、桔梗、人参（去芦）、川芎、茯苓（去皮）、枳壳（去瓤，麸炒）、前胡（去苗，洗）、羌活（去苗）、独活（去苗），各三十两。

很多人一看这个方，感觉这个方既不是治疗风寒的，也不是治疗风热的，到底是治疗什么的呢？应该说，这个方是一个寒热疾病皆可治疗的方剂。因为在加减变化的时候，它可以加寒性的药物，也可以加热性的药物，完全可以根据病情来变化。

这个方可以解表，所以凡是有表证的发热都可以治疗，我们在治疗发热的时候，治疗表证是一个非常重要的环节，如果没有将表邪解除，是很难清热的。所以看到发热，首先是要看患者是否有表证，如

果没有表证才用清热药。人参败毒散中用于解表的药物有羌活、独活、川芎，都是辛温的药物。

另外，很多情况下发热是因为气机不畅，也就是我们熟悉的少阳证，人参败毒散中又有柴胡、前胡这两味药，这两味药的出现其实就解决了少阳之热，如果少阳热比较明显，还可以加入一些黄芩。

最关键的是，发热还有阳明之热，这个方虽然没有大黄之类的泻下的药物，但是由于外感疾病导致的阳明病都有大便秘结，所以人参败毒散之中有桔梗、枳壳这两味药，这两味药虽然不是泻下的药物，但是实际上也有小承气汤的效果，能够发挥通便的作用。

更有甚者，因为外感日久，正邪之间存在很强的竞争关系，就会有气虚的现象，所以方中有一味人参，就可以治疗因为气虚导致的发热了。在临床上治疗内伤发热，可以在这个方的基础上加入黄芪，能发挥很好的作用。

何时使用人参败毒散？

人参败毒散治疗发热是比较好用的，一般的表证都可以使用，还有气郁比较明显的情况也可以使用。如果我们遇见的患者经过了较长时间的治疗，最后还是发热不退，只要还有表证，就可以用人参败毒散，疗效都是比较好的。

第四节 "怕冷"意味着什么？应该怎么处理寒邪？

在读《伤寒论》的时候，我们首先要学会的就是判定疾病的属性，到底是太阳病还是少阳病，或者说是阳明病，这些是我们用药的主要根据。但是，临床上的这些症状往往又不是那么简单的，因为怕冷有的时候是表证，有的时候却是里证，中医讲恶寒和畏寒，同样都是怕冷，但是处理的方法却是不一样的。

恶寒和畏寒，有本质区别吗？

教科书告诉我们，畏寒和恶寒，本质上是有区别的。畏寒是里证，是人体的阳气虚到了很严重的程度，治疗畏寒的时候我们应该用扶阳的方法；但是治疗恶寒的表证的时候，我们用的是解表的方案。解表与温阳，是两种不一样的途径。

这个说法对不对呢？可以说对，也可以说不对，为什么？因为表证恶寒，根本原因还是人体阳气虚。外感之中有些是发热恶寒，而少阴病则是无热恶寒，难道有热则属于阳气不虚，无热则属于阳气虚？就像前文所说，发热并不代表阳气旺盛，治疗不一定就要清热，但是绝大多数的发热实际上都是阳气的局部过剩。

恶寒和畏寒，本质上都是阳气不足，但是恶寒发热是因为发热消耗了人体的阳气，所以我们必须用一些发表的药物，从人体内部调动充足的阳气到达表层，最后形成新的保护层；畏寒则是因为人体内部本身就没有多少阳气了，此时就应该补充阳气，这样才能恢复人体的温暖。

如果不明白这一点，就没办法理解，为什么古人在治疗表证又恶寒时，会用附子这么一味非常凶猛的药物。本来附子是用来治疗里寒证的，为什么表证的伤寒也可以用呢？其实就是因为恶寒发热，实际上也有阳气虚的存在，此时如果只是用发表的药物，效果就不是很理想，但是如果用了附子，疗效就会很显著。

一种症状往往代表一种身体状态

其实我们在说单个症状的时候，往往只考虑一个方面的问题。比如发热一般就是邪气盛，只要是发热的疾病，就要考虑怎么给病邪一个出路，不管是泻下也好，是发表也好，还是补气也好，最终都是为了祛邪。那么恶寒代表的是什么问题呢？恶寒代表的就是阳气虚。所以有恶寒的表证，就要小心，一般不能用寒凉的药物，如果真的是实热，是不会恶寒的，至少不会有明显的恶寒。

总之，恶寒就是人体的阳气虚了，但是导致这个阳气虚的情况有很多种，在《伤寒论》之中认为能够导致恶寒的原因主要有以下几种：第一种是外感寒邪；第二种是内伤寒湿；第三种是发汗太过；第四种是泻下太过。这四种我们都有相对应的处理方案，也就是中医治疗疾病的几个过程，下文将为大家介绍如何按照正确的顺序来祛除寒邪。

第五节　夏天的咳嗽，难道还会有寒邪？为什么要用麻黄桂枝各半汤？

刚开始读《伤寒论》的时候，一直不明白什么是"不了了者"，后来才知道，其实就是说疾病没有完全好，时不时还会发作。在此我结合自身的经历，来说明这个事情，也算是体悟《伤寒论》的过程。

三仁汤为什么无效？

去年夏天，我出现了发热、咳嗽的症状，一开始认为自己体内有湿邪，就服用了三仁汤。三仁汤的作用就是祛除三焦的湿邪，但是当表证兼有湿邪的时候，是不可以除湿的，这样会引导湿邪内陷，反而加重症状。

所以后来我咳嗽得比较厉害，而且是闷咳，没有多少痰饮。此时我意识到这是湿热在里，所以不能纯发表，也不能纯清热，所以用了金花清感胶囊，这个药实际上是麻杏石甘汤加入了一些燥湿的药物，还有一些透热的药物。

夏季的咳嗽应该都是有湿热之邪的，所以治疗上不管是对上焦还是中焦，都不能掉以轻心。使用金花清感胶囊之后，几乎可以说是把咳嗽治疗好了。但是，每每在遇见空气温度变化的时候，都会有一两声咳嗽，我又意识到，咳嗽并没有完全好。而且咳嗽来临之际，必定有遇寒冷则加重的现象，甚至吹风也会加重咳嗽，所以此时应该还是有风寒之邪在里，在治疗上应该使用一些散寒祛风的药物。

何为不了了者？

《伤寒论》有言："太阳中风不了了，十二日愈。"作为一位惯用经方的医生，如果治咳嗽要等 12 日才痊愈，那也太丢人了。所以此时我采用了另外一个策略，那就是用《伤寒论》之中的另一个方剂——麻黄桂枝各半汤。它治疗的是"太阳病，得之八九日，如疟状，发热恶寒，热多寒少，其人不呕，清便欲自可，一日二三度发，面色反有热色，身痒者"。

这个方剂就是针对表证发展日久，人体阳气虚弱，但是肺部还有邪气。此时如果用麻黄汤则显得太过了，用桂枝汤虽能祛风，但是不能除肺部之寒气，所以以麻黄桂枝各半汤来治疗。考虑到自己也吃了七八天的药了，所以吃这个方的时候还加入了补中益气丸，最后在两天内彻底解决了咳嗽的问题。

由这个例子可见，夏季的咳嗽治疗起来非常麻烦，需仔细辨证，多方考虑，不能被思维定式局限。

第八章　六经大法

在临床上，我通过不断地摸索，总结出了一系列的方法去简化辨治思路，能够提高疗效，而总的原则又源于《伤寒论》。所以我把三阴三阳的代表的思路和代表的经方、时方都列出来，总结了六个法。

太阳病是肤表的问题，所以我们在治疗时都重解表。不管是伤寒，还是中风，或者是温病，治疗上都是类似的，都需要从解表入手。不过《伤寒论》治疗太阳病的方药有很多种，比如桂枝汤、麻黄汤、葛根汤、小青龙汤等。如果从这几个方同时入手，那么就比较复杂。而后是一些时方，就简化了思路，比如我们知道的人参败毒散，这个方既可以治疗伤寒，又可以治疗中风，也可以治疗温病（即现在的传染性疾病，其中治疗流行性感冒的效果最好）。临床上，我们碰见一些有表证的人，不确定是桂枝汤证，还是麻黄汤证，或者是温病。此时如果治疗里证，效果就不突出，这个时候就要开表，就是用所谓的开阴阳法。

如果问题不是在表，而是在脾胃，因为中焦有湿热，人体的气机不能上下而致病。这种问题在临床上也经常看见，很多人都有幽门螺杆菌感染，我在开药的时候，首先以半夏泻心汤来调节一下中焦，然后再使用其他药物，效果自然就是事半功倍。我将此等方法用于治疗疾病，是非常合适的开门法。这种方法面对的是中焦痞，是上下不交导致的阳不入于阴，我将此种方法命名为合阴阳法。

如果在解表之后，病还是没有彻底好，其实就是表证内传的情形，如果出现了这种问题，就需要考虑是阳虚。补中益气汤最基础的用途就是治疗因为内伤导致的发热，但是这种情况在瘟疫的发病中很常见到。比如我们在使用人参败毒散的时候，如果患者病了五六天了，再用人参败毒散，效果是不明显的，就需要考虑用补中益气汤。如果将此等方法扩大，就变得更加有意思了，这就是方到法的变化。

我们知道，方其实是船，是到达彼岸的工具，那么法是什么？法是河流，随时都可以到达彼岸，它的渠道更加宽敞。这就是我们的目的，从一个方到一个法，使我们临床治病变得更加简单。

什么是太阴病呢？实际上太阴病就是中焦的虚弱，此时我们用以治疗的方剂是理中丸。理中丸之所以可以理中，从方药的组成就可以看出来，其中的甘草发挥了至关重要的作用，我们称这种方法为别阴阳法。人体需要负阴而抱阳，阴阳是一体的，但是同样，阴阳也是可以清楚地分别的，如果不能分别，那就是霍乱了，所以我称理中法为别阴阳法。

到了少阴病，其实最大的问题是人体的"神"受到了伤害，此时就应该考虑是不是阳气不足，如果是阳气不足，不管怎么用药，都很难达到理想的效果。因为阴阳之间存在互相依存的关系，但是又是动态平衡的，如果阳气被阴藏起来了，出不来了，就不能"卫外而为固"，疾病就很难痊愈，此时就应该用麻黄附子细辛汤。我按照陈修园的叫法，称此法为交阴阳法。

最后，也是最重要的，因为所有的疾病几乎都有阴阳不通的问题，毕竟所有的疾病的产生都有经络不通的内在因素，所以几乎所有的疾病的治疗都需要通经络。同时，又不是治疗所有的疾病都是以通经络为主，我们需要看哪个是主要矛盾，虚为主要矛盾的时候，需要补阴阳；如果是中焦不通的时候，需要和阴阳，就需要用桂枝法。桂枝法的要义就是以桂枝作为君药，贯通经络，引药到达身体的各个部位。所以，我认为桂枝法针对的是厥阴病，并把这种方法称为通阴阳法。

总体来说，开阴阳法、合阴阳法、补阴阳法、交阴阳法、别阴阳法、通阴阳法是从方剂的角度总结出来的，但是《伤寒论》中的方法不仅仅是这么几种，这几种法可以概括很多方。在此列举出来，也希望对各位的临床思路起到一个很好的补充作用。希望大家读了这本书之后对江右学派的理论有一个比较全面的了解，能够从中有所收获。

第一节 通阴阳法：桂枝法的灵活运用

本节讲我最常用的一个法，对应着伤寒六经病里的厥阴病。可以说每一个人都有厥阴病，从根本上说，六经病的最底层都是厥阴病，所以厥阴病是所有疾病的基础，如果没有厥阴病就不会有上面的太阳病、阳明病、少阳病，以及太阴病、少阴病。阴阳气不相顺接是为厥，阴阳气不能相互接替的时候也就是经脉不通，经脉不通则百病丛生。不管是什么疾病，都是经脉不通导致的。如果说人的经脉相通了，自然脾这一生化之源就有了气，气进了人体之后就能通关展节，就滋润肌肤、骨骼、筋骨、血脉，人就不会生病。人体的经脉要通畅，就以微针通其气脉，针灸的要义就是要用真气把人体的气脉打通，人之所以会生病，就是因为气脉不通、经脉不通。厥阴病是阴阳气不相接导致的阴阳不能和，凡是阴阳和者疾病必愈，所以治疗厥阴病是治所有疾病的根本。

我在临床上治疗厥阴病常用桂枝法。我第一次听到桂枝法，是在十多年前，当时跟着四川的卢崇汉老师抄方，在跟师的过程当中受到了很多启发。但是卢门认为桂枝法是治疗太阳病的法，是解表之法，而四逆法是治疗少阳、少阴病的法，所以把四逆法和桂枝法总结成了表里成对的方案。我使用桂枝法的套路脱胎于他们的理论，但我跟他们的理论和用法并不是一致的。卢门的弟子如唐龙、刘力红都是追随着卢崇汉先生，说桂枝法是向外剥削，把邪气剥出来，是从表往里一层一层地剥。但是我的观念是桂枝法的终极要义和作用其实就是通厥阴经，使人体的经脉达到一个通畅的效果，从而治疗百病。

关于我用桂枝法治疗厥阴病的理来源，就是从卢崇汉老师那学到了一些，然后再结合我读《伤寒论》《四圣心源》等书，临证后有了自己新的理解。

服用桂枝法药物的反应

我在用桂枝法的时候，询问患者服用桂枝法药物的感觉使我有了新的体会。很多人服药后，会产生一种很奇妙的感觉，就是身体很通透、很舒服，而哪天停药了，就会感觉会非常难受。停药后的感觉和戒烟类似，人会很烦躁，没有精神，不适的感觉会在停药第二天达到顶峰，但三四天之后，这种症状就慢慢消失了。

为什么桂枝法的药物停药后会产生这种"戒断"的反应？我的观点是，桂枝法的主要作用就是把人体的经络打通，传说练武功可以"打通任督二脉"，桂枝法其实就是"打通任督二脉"，经脉通畅之后人就很舒服。当人依靠药物的时候人体就很强大，但是把药停掉不吃了，人体就受不了，不舒服，这是桂枝法吃完之后对人体产生的一个效果。

我来说明一下桂枝法的作用。桂枝法在用的过程中，患者服药到了第二天，最迟第三天就会打哈欠，表现出一派虚象，然后就想睡觉（但欲寐），晚上睡得特别好，睡得早，第二天起得也晚，但是醒来之后精神饱满。这就是我常说的，当一个人得了厥阴病的时候，你给他吃药，吃到一定程度就会出现头晕、但欲寐，这时病就会转为少阴病，是少阴病肾阳虚的一个现象。用桂枝法治到这一步病就已经基本上好了大半了，因为这时患者很想睡觉，本来一天可能睡 8 个小时就够了，这时得睡 10 个小时。睡了两三天之后，其实肾气就补回来了，睡觉是补肾气最好的方法。

其实治到少阴病，患者就出现了瞑眩反应，我们不需要用四逆汤或者附子之类的方药，患者只需要睡足了，就等于吃了四逆汤，等于吃了含有附子的补药，效果就体现出来，一大半的病就好了。对大多久病之人，就要用桂枝法，因为患者体质太虚了，桂枝法的通经脉的作用不可能在短期内出现，头晕、打瞌睡、睡眠质量提高这些反应就会出现得比较慢，所以用桂枝法治疗虚寒性的疾病方效果特别好，有实症用这个法效果就不是那么好了。

有一些疑难杂症不知道怎么治，我有两个办法去解决：第一个是根据运气条件开一个方给他吃，比如说最近这段时间是火热之气很旺，土不及，就补土泻火；还有一种方法就是用桂枝法，用桂枝法二三十天，正气恢复了，病慢慢就好了。

长期效果与短期效果

我在 2014 年的时候给一个朋友看病，他是咳嗽了很久，找各种医生看效果都不好，我就给他用桂枝法，再加一些五味子、干姜和止咳的药物，他吃了 7 天的时候，咳嗽好了六成，他觉得稍微有点咳嗽也没关系了，就停药了。但是后来的事令人很惊奇，就是在后面不吃药的一周之内咳嗽就好了，这也是用桂枝法的一个效果，就是延迟效果。当我们用这个药的时候，效果并不是立竿见影的，但是吃下去之后，在一个月之内会表现出疗效，这也是桂枝法的一个神奇之处。

桂枝法的运用范围

桂枝法还有什么用处呢？当一个患者有阴寒性很强的疾病，比如《伤寒论》里有一个"四肢骨节疼痛"，是寒湿很重的，遇上这种情况我们该怎么办？绝大多数人会说，这不就是《伤寒论》里面的桂枝附子汤证、甘草附子汤证吗？如果你按照桂枝附子汤或者是甘草附子汤给患者用药，患者吃了之后，第二三天就会出现四肢掣疼，疼得晚上都睡不着觉。有人会说，这就是附子中毒，人中毒之后就会疼痛，因为附子中有胆巴，中毒之后就会腹泻，这个观点我是不认可的。我在跟卢崇汉老师抄方的时候，他用的附子都是没有胆巴制过的，而是明附片，所谓的明附片就是看起来是澄黄透明的，胆巴制过的叫制附片，是黑色的，也叫黑顺片。所以如果阴寒之气很盛，用附子就会出现疼痛，与胆巴无关。这个时候就应该上桂枝法，先用桂枝法给患者吃上一两个月，让经络通了之后，再给他上附子，这样的效果才好，患者才不会受罪。其实这就是治病一定要有先后，你得先治厥阴病这个经脉不通的老毛病，之后再去用太阴法、少阴法。

桂枝法的作用是很多的，我们在治疗很多癌症时，只要这种癌症是阴寒性的，桂枝法用上去效果肯定好。我在跟卢崇汉老师抄方的时候，更加坚定了我学中医的信心。就是因为卢崇汉老师的患者大多是癌症患者，而且有一些癌症还是我们都没有听说过的，非常罕见。在治病的时候，那些患者说"看到卢老师就觉得命就捡回来了"，这种情况让我大为震撼。

我们现在学火神派的理论，感觉他们治病一上来就是附子200g、干姜20g、肉桂50g，这种理解其实是错误的。很多人认为扶阳不是用附子去扶，附子的作用不是扶阳，而是耗阳，附子是耗阳之药，是给人"打鸡血"的。

在我观察卢老师给患者用药的时候，比如治疗一年的疾病，可能前九个月、十个月都是用桂枝法，最后两个月加用大量的附子，这才能达到效果。从六经辨证的角度来说，很多人就是急功近利，阴寒性的疾病用肉桂、干姜、附子一大堆热药上去，热药上去之后就会出现很大的问题，这些热药是调人的阳气的，不是帮人储存阳气。一些卢老师的学生对桂枝法的理解是有误的，他们说桂枝法就是往外剥，把寒邪剥出去。其实桂枝法是收敛的，是将人的气慢慢培养起来然后收住。人就像一个皮球一样，因为用了桂枝法，这个皮球不断地聚敛气、聚气，人的气聚足了之后，才能用附子、肉桂之类的，把气爆破出来，捅出来，就形成了一个冲劲，能把寒邪给冲出来。为什么我说桂枝法是一个收敛之法而不是发散之法呢？我们要看桂枝汤的组成，桂枝法其实是从桂枝汤转化而来的。那么桂枝汤是发散的吗？桂枝汤不是发散的，为什么？因为桂枝汤是汗出、脉浮这种情况下才用，汗出其实是往外泄，吃了桂枝汤之后就不泄了，汗就止住了。所以桂枝法和桂枝汤一样，都不是发散的。它的作用是祛风，把风邪给祛除了，然后还有收敛的作用。

桂枝汤最大的作用是什么？整本《伤寒论》以桂枝汤为首，陈修园认为《伤寒论》一言以蔽之，曰："存津液。"《金匮要略》260多个方，它的要义是保胃气，因为《金匮要略》治疗的是慢性疾病，慢性疾病要治好就要"广积粮、缓称王"。但是《伤寒论》治疗的是急性疾病，是病程比较短的，我们看到伤寒一日、伤寒二日、伤寒三四日、伤寒五六日……都是半个月以内的，是急性疾病，急性疾病最怕的就是津液存不住，所以《伤寒论》的桂枝汤是存津液的。桂枝汤中甘草、生姜、大枣这三味药都是存津液的，然后用一点桂枝是收敛的。麻黄汤中用了桂枝，麻黄汤是发汗的，桂枝汤是敛汗、止汗的。有人说桂枝"无汗能发、有汗能收"，我认为不是这样的，桂枝没有发汗的作用，为什么？我们要看桂枝汤的主要作用。比如伤寒发汗太过了，心动悸，心律不齐，这是出汗太多导致的，那我们用什么方？用桂枝甘草汤。桂枝甘草汤就是为了让心悸好转，心悸的原因就是心液耗散太多了，所以桂枝甘草汤是可以使人恢复心液的。那麻黄汤里面为什么用桂枝？因为麻黄是一个燥药，是辛热之药，吃下去之后人马上心跳就加快了，马上就出汗了，要是不加点甘草、桂枝就会大汗亡阳，心脏受不了，所以我们在用含麻黄的方药的时候，都要看一下这个患者有没有心脏的问题，有心悸、心律失常的都不建议用麻黄，否则会加重病情。

要理解桂枝法首先得理解桂枝汤，要理解桂枝汤首先要看桂枝这味药，桂枝是收敛的，所以桂枝法这个法其实也是收敛的。

桂枝汤与桂枝法的区别

桂枝法和桂枝汤是有差别的，桂枝汤中用白芍，白芍又叫"小大黄"，便秘的人可以用，肝太旺的也可以用白芍泻一泻。桂枝法从桂枝汤转化而来，为什么桂枝法通常不用白芍？除了不用白芍，也很少用柴胡。其实一个根本原因就是不管柴胡也好，白芍也好，大黄也好，都是泻药，这种泻药与桂枝法是有一个相互制约的作用的，所以我们在用桂枝法的时候，主要组成药物里就不会有白芍和柴胡这两个药，这是桂枝法跟桂枝汤的一个差异。因为桂枝法主要的作用是收敛，而且大多数情况下是治疗慢性疾病的，所以需要从桂枝汤的"存津液"向"保胃气"转。存津液是要将肝的疏泄功能降下来，所以要用白芍去泻一泻。我们知道桂枝法治疗的是虚寒性的疾病，是不需要收敛的，因为虚寒性的疾病的患者夏天都可能不会出汗。所以桂枝汤转化成桂枝法的过程中，就把白芍去掉，因为白芍这个药本身有泻的作用，比如肝太实，肝木会克脾土出现腹痛，这个时候用白芍就能泻，还能通利小便，通经散结，便秘的时候用白芍还能把大便给泻下去。桂枝汤是《伤寒论》的主方，而桂枝法从《伤寒论》的主方转变为《金匮要略》的主方，因为《金匮要略》的核心要素是要保胃气，所以这个时候我们就会把白芍这味泻的、敛汗的、寒凉的药换成茯苓、白术，搭配生姜、甘草、大枣，健脾胃，保胃气。桂枝法在保胃气的过程中还有存津液的作用。桂枝法中有桂枝、甘草、大枣还有生姜，在用桂枝法的时候，生姜和甘草肯定是要用的，这是存津液的，还要保胃气，再加上茯苓、白术，然后在使用的过程当中把白芍换成陈皮。陈皮也能泄气，但是陈皮可以替代白芍和柴胡，因为阴寒之邪使人的津液变成痰饮，变成痰饮之后阻滞于经脉、三焦，在上焦成为痰，在中焦成为饮，在下焦成为结，形成阴寒之毒。这个时候用保胃气的方法，用桂枝法，就必须要用半夏去燥湿，用陈皮去理气，让经脉通畅了，然后用消肉食的山楂，有时还会加上石菖蒲，石菖蒲明目，把气往上冲，也是一个辛温、辛散之药，这就组成了桂枝法的一个雏形。

桂枝法来自于经方，但又不是经方，它已兼顾了存津液和保胃气两方面的重大功效，是一个综合大法，所以它治疗的疾病谱非常广，我的经验是，70%的疾病都可以用桂枝法来治疗。当然，中医是讲究辨证的，桂枝法肯定不能治疗所有的疾病。

桂枝法的禁忌

在用桂枝法的时候，有两种情况不可以用。

第一种情况是阳明热证，阳明热证其实就是中焦堵住了，就不是阴寒的疾病，《伤寒论》里有句话叫"桂枝下咽，阳盛则毙；承气入胃，阴盛则亡"，意思是当一个人的阳气太旺盛的时候，你给他用桂枝汤，病就会更加严重，这就容易出现"一逆尚引日，再逆促命期"，第一次误用了还有挽救的机会，如果第二次又用错了就会出现生命危险。所以用桂枝汤的时候最忌讳的就是阳气太旺盛，右关脉很滑很大，舌质是鲜红的，舌苔是黄腻的，那就基本上可以确定是阳明热证，就不能用桂枝汤。

还有一种情况不能用桂枝汤，就是少阴病。少阴病的脉是沉脉，这时用桂枝汤效果就不好。治疗少阴病一定要用四逆法，一定要结合四逆汤，效果才好。

我有两个指标可以判断病证是否为热性。首先问患者是否口渴，内热则渴，就不用桂枝法。糖尿病就是内热，患者一天到晚地喝水，所以糖尿病一般来说不用桂枝法。还有就是汗出，汗出则热，但是这种出汗不是出虚汗，是汗出蒸蒸，像蒸包子的水蒸气一样喷出来的这种汗，那也不能用桂枝法。

总之，整体身体比较热的，不用桂枝法；阳明实证特别明显的，不用桂枝法；有少阴病，但欲寐很明显的也不用桂枝法。为什么？因为这个时候精神已经很虚了，再用桂枝法去收敛，问题就更严重了。

桂枝法针对的是虚寒、阴寒的病，除了少阴病不用，只要涉及阴寒性的病都可以用桂枝法。但是也会有变方，不同的情况下，我们会改变用药习惯，比如在治疗外感疾病的时候，会把白术改成苍术；在治疗中焦寒的时候，会把生姜改成干姜。

第二节　合阴阳法：半夏泻心汤

先用半夏泻心汤再用桂枝法医案一例

患者徐某，2021 年 7 月 22 日来诊，主诉头、肩胛骨、左侧胸部和腋下部疼痛。睡眠质量不佳，喜欢吹空调，怕热，手脚冰凉，经常反胃，肛门灼热感，口中黏腻，四肢乏力，月经过少。舌质淡白，苔薄。

处方：茯苓 20g、法半夏 9g、黄连 9g、黄芩 10g、红参 10g、生姜 15g、炙甘草 10g、大枣 10g、枳壳 10g。5 剂。

复诊，舌质暗了一些，其余症状同前。处方：桂枝 10g、茯苓 20g、白术 10g、陈皮 30g、柴胡 6g、枳壳 10g、白芍 9g、牡丹皮 10g、丹参 15g、炙甘草 10g、菟丝子 10g、巴戟天 10g、黄芩 10g。7 剂。

7 天后反馈：整体状态好转，头、左侧胸部和腋下部疼痛情况有所改善，胃部不适明显改善，早晚排气特别多，肩胛骨疼痛仍有，或与长期不运动有关。

这个医案里面，我在用桂枝法之前用了一个半夏泻心汤，这是我们在学习、应用桂枝法的时候会常遇到的一种情况，不管是用桂枝法也好，半夏泻心汤也好，治病一定要有一个长期的考量。不能说患者失眠，就大量用柏子仁、酸枣仁。用桂枝法的时候也一样，并不是只要看到厥阴病马上就用桂枝法，有时是欲速则不达，见效会很慢。比如遇到中上二焦的问题的时候，就要用轻灵之药，一个是往上浮的祛风的药，一个是中焦燥湿的药，只有把上焦和中焦开通了，才能进行下一步的治疗。

在临床上有些医生在治病的时候会同时考虑上中下三焦，比如一名患者有肾虚的情况，又有脾胃的问题，绝大多数的医生在会健脾胃的同时再加上补肾的药。但实际上想要见效快，在开健脾胃药的时候，不需要加滋补肾的药，因为滋补肾的药是很腻膈的，吃进去之后会导致脾胃运化不良，补肾的效果也并不好。有时患者肾虚了，又有中焦的问题，应当先解决中焦的问题，即便不用补肾的药，同样能够起到很好的效果。所以在看病的时候，一定要考虑中焦通不通，还要考虑上焦，上焦不通的话也是有问题的。

其实每一个法、每一个方都是针对一类疾病的套路。前面讲的桂枝法是治疗厥阴病、经络不通为主的一个套路。本节要讲的半夏心汤法，我把它叫作合阴阳法，也是一种套路。什么情况下可以用半夏泻心汤？就是当患者中焦有湿热，或者没有明显的湿热表现，但是脾胃虚，这种脾胃虚的原因可能是湿气重，也有可能是湿热。这时候如果一上来就补肾是没有效果的，中焦没有开，药效是无法直达下焦的。

我在治病的时候，基本一半以上的患者来了，我先给他吃 5 天半夏泻心汤，不一定会有效果，但是一定要吃。《儒门事亲》中提到，张子和在治病的时候主要用三法——汗、吐、下。患者来了要么用吐法让他呕吐一下，要么用汗法发一下汗，要么用下法泻下。汗法、吐法是把上焦打开，下法的作用其实跟半夏泻心汤是类似的。

我跟别人合作写过一篇文章，其中提到现代人中 58% 都有胃部的幽门螺杆菌感染，幽门螺杆菌是导致胃炎的元凶。胃炎其实就是胃部有湿热，肠胃肠道有积热，一半以上的人都适合用半夏泻心汤来去除湿热。所以患者来诊，只要是没有找我看过病的，看到他有湿热，或是有湿气，那么我就会酌情地用半夏泻心汤，之后再看他有什么病。服用 5 天的半夏泻心汤类似于我们在辟谷的时候，把肠胃里的污浊之气先排出去，中焦空灵了，才能够从水谷精微里面吸收元气，才能够从药里吸收药的气味。我见到很多的患者病了很久之后，都会出现虚证，一般医生会给他们开补药。大补之剂吃下去之后作用也不是太大，有的可能会出现上火的现象，此时就要考虑到中焦的问题。这个过程就好比只要发现有经脉不通的问题，就要考虑到用桂枝法。桂枝法用下去，一开始的三五天效果不是很明显，吃上十几天之后，有的人可能就觉得药无效，就不吃了，但是停药之后一个月内疾病还会有向好的趋势。用半夏泻心汤的时候也是一样的，因为半夏泻心汤有泻的功能，也有补的作用，泻是把胃中的浊邪给泻下去，补的话就是把脾胃的正气给补上来，所以半夏泻心汤吃下去之后两三天，只要不吃错东西，胃口马上就开。胃口开了之后患者只需要维持禁欲的状态，适当克制食欲，身体的潜能就会激发出来，他的胃气就会激发出来。

半夏泻心汤应用心得

大家都知道，半夏泻心汤治疗心下痞，很多人说心下痞就是胃炎，所以用半夏泻心汤，但是大家有没有考虑到，绝大多数人都有脾胃的问题，那我是怎么想到用半夏泻心汤作为一个"开门方"的呢？

桂枝法是从桂枝汤变来的，半夏泻心汤法基本上就是用原方了，因为半夏泻心汤其实是从小柴胡汤演变过来的，所以半夏泻心汤跟小柴胡汤在教科书里都被称为和解之剂，阴阳不和，所以用和解之法。

我发现半夏泻心汤的特殊用途是在 2015 年，有一个患者，40 多岁，身体特别虚弱，主要是肾虚，两个肾脉就是脉微欲绝，西医诊断是卵巢早衰，围绝经期提前。当时她肾是特别虚的，我就给她补肾，用了很多名贵的药材，比如鹿角胶、阿胶等血肉有情之品，但是没有什么效果。有段时间我用了紫石英，紫石英是一味特别好的重镇补肾的药物，刚用时脉象明显好转，但是服用半个月左右的仍然没有新的进展。一次偶然的机会，我发现她的右关脉稍微有一点点浮滑之象，我就问她是不是也有失眠的现象，她说会失眠，胃部有点堵塞的感觉。我当时就想那肯定是中焦有问题，我就不给她补肾了，用半夏泻心汤给她开了 5 天，吃下去之后马上睡眠变好，来复诊的时候两个尺脉明显就好了很多。由此可见，半夏泻心汤本身就具有"补肾"的效果，其实不是直接补肾，而是因为把中焦打开了，人的气血就恢复了。

　　根据这个案例，我就总结了半夏泻心汤在哪种情况之下可以使用，并不断地扩大半夏泻心汤的使用范围。回过头来再看《伤寒论》里面关于半夏泻心汤的条文，就发现半夏泻心汤特别好用，是一个"广谱"的方剂。《伤寒论》说："伤寒五六日，呕而发热者，柴胡汤证具，而以他药下之，柴胡证仍在者，复与柴胡汤。"就是说外感疾病发热，还有呕逆这种现象，柴胡汤的胸胁苦满、往来寒热这些情况，如果说用了泻下的药，但是柴胡汤证仍然在，我们就还是要用柴胡汤，这是辨证论治的一个核心。"此虽已下之，不为逆，必蒸蒸而振，却发热汗出而解"。就是说吃柴胡汤会出汗，汗出而病解。如果我们看到一个人，他的胸胁有问题，给他泻下之后，心下满而硬痛，即结胸证（类似西医的胸腔积液），那就用大陷胸汤，"心下满而硬痛者，此为结胸也，大陷胸汤主之"。如果一个人的胃部是但满而不痛，这种感觉就是还没有吃饭就觉得很饱，这就是但满而不痛者，就是我们所谓的心下痞，"但满而不痛者，此为痞，柴胡不中与之，宜半夏泻心汤"。这时就用半夏泻心汤。可以看到，这些条文所说的，都是半夏泻心汤治疗痞证。那为什么有痞？痞字是一个病字头再加一个"否"，否也念 pǐ。在《周易》里有否极而泰来的说法，否是天地否，天是在上的，地是在下的，按照我们的传统观念，天地要相交才会有泰。如果天地之间的气不交换，水就永远在下面，云就永远在上面，不会产生雨，就不会有万物。所以我们说天地交是阴阳交，万物负阴而抱阳，阴阳交才会有万物。"否"本身的意思就是天地不交，就人体而言，天是上焦，地是下焦，中焦不通就是痞。人体阴阳不交有什么表现？阴阳不交普遍表现在气血之上，就是阳不入阴，阳不入阴。白天阳不出阴就是精神不佳，晚上阳不入阴就是失眠。所以我们在用到半夏泻心汤调节阴阳，首先针对的症状就是失眠。失眠的病机只要是涉及阳不入阴，就可以考虑用半夏泻心汤。

　　半夏泻心汤是从哪个方化裁而来的？《黄帝内经》里有一个方叫半夏秫米汤，半夏秫米汤治疗不寐，覆杯而卧，吃下去之后马上就能睡得着，半夏泻心汤也是这样，治疗失眠的效果特别好。

除此之外，半夏泻心汤还可以作为清湿热的一个方案。有的患者舌苔黄腻，一般都是经常心烦意乱，胃口也不好，大多数是有浮躁、心下痞这种情况，这时候你给他开半夏泻心汤，吃下去之后症状就会改善。因为半夏泻心汤是燥湿清热的。比如，酒是湿热的之物，半夏泻心汤治疗"啤酒肚"效果特别好。

我通过几个例子来进一步总结半夏泻心汤的使用范围。半夏泻心汤的使用指标有哪些？第一是失眠，第二是右关脉浮滑，其实就是脾胃有湿热，脾胃有邪气，第三就是有湿热。怎么看是否有湿热？舌苔为黄腻苔就是有湿热。这三个指标就是使用半夏泻心汤的金标准，如果三个指标都出现了，半夏泻心汤下去一定有效。如果三个指标没有同时出现，比如有的人右关脉是浮滑的，但是舌苔是薄白的，不腻，也有可能是舌苔白厚腻不黄，那这种情况下能不能用半夏泻心汤？也可以。此时我们也可以用六君子汤去代替半夏泻心汤，因为六君子汤中有半夏，又是面向中焦的，算是半夏泻心汤的一个替补。

我们总结半夏泻心汤的应用范围，即所有的中焦不通都可以用，它就是一个开门方。因为药物进入人体，要发挥作用，第一步是进入脾胃，通过脾胃运化转移到人体的各部位，不管是补肾也好，补肺也好，泻肝也好，首先要通过脾胃去转交到相关的"职能部门"，这才能发挥作用，所以半夏泻心汤是开门方。

半夏泻心汤是调脾胃、调中焦的，对所有脾胃疾病的患者都可以使用。半夏泻心汤又是治失眠的，很好地解释了"胃不和则卧不安"。另外，现代人很容易出现的问题是用脑过度，思虑在中医里是离火、心火，用脑过度的人火是往上的，如果同时运动又很少，气不往腿上走，不往下沉，就会出现上焦热，下焦寒。半夏泻心汤就可以治疗因为中焦不通导致的上热下寒，或者是寒热错杂。一个患者既有寒象，又有热象怎么办？给他半夏泻心汤，吃下去之后5天，有的就表现出寒象，有的表现出热象，看到他的"真象"之后，我们再用有针对性的方药去治疗，这样的话效果就特别好。

半夏泻心汤治什么病？

半夏泻心汤治的病可以分为几类。第一类是半夏所主之病，半夏是燥湿的，是非常燥的药，可以治疗各种痰证。只要不是表证导致的痰，就可以用半夏泻心汤。第二类就是脾胃问题，是人参所主之病，人参不仅能大补元气，也能补人的脾胃之气，凡是出现了脾胃问题，就可以考虑使用。第三类是黄连所主之病，就是容易上火。

为什么人会上火？就是君火不明，心智不成熟，总会有东西阻碍他的心智，他就不可能非常理智地去解决问题，那就会出现上火。我认为黄连这味药不是泻火的药，黄连药本身是护肠胃的，是补土的，把土补起来，土反过来就能晦火。什么是晦火？其实类似于烧炭，挖一个很大的坑，把木柴点燃了堆在一起烧，烧到中途用泥土覆盖上，埋好之后就没有明火了，就不会把木柴化成灰烬，木柴就会碳化，这就是烧炭，烧炭的过程就是用土去晦火，把火种保存起来。中医也一样，我们在用补土的药的时候，比如甘草、白术、茯苓这一类，为什么能泻火？就是它把火藏起来了，这与大黄、黄芩这种直接泻火的药作用是不一样的。我们在使用黄连的时候，刚吃的时候火消下去了，吃多了之后反而会上火，因为它的作用是晦火，把火保护起来，所以吃黄连吃多了反而会很烦躁，还会上更大的火。容易上火的人用半夏泻心汤非常好，主要就是考虑黄连跟甘草这两味药的作用是补土，能够晦火。所以很多人本来四肢是冰凉的，吃药之后四肢热起来了，这初看起来很奇怪，其实就是补土晦火。黄连还可以治大便溏泄，主要是因为湿热导致了痞，脾失健运，大便溏泻。大便秘结也是因为气不畅，特别是阳明经气不畅，这个时候要用半夏，大量的半夏（30g以上）通便的效果特别好。

有了半夏泻心汤，还有前面的桂枝法，大多数疾病都能纳入可治疗的范围。半夏泻心汤跟桂枝法刚好是对应的。桂枝法治厥阴病，厥阴病是阴阳之气不顺接；半夏泻心汤所治的阳明病是痞证，同样是阴阳气不相顺接导致的问题。桂枝法对应的是厥阴病，两阴交尽是为厥阴；半夏泻心汤对应的是阳明病，两阳和明是为阳明。一个对应的是阳层面的阴阳不交；一个对应是阴层面的阴阳不交。

第三节　开阴阳法：人参败毒散

在桂枝法的运用过程中，我们会发现，阳明病跟桂枝法的适配有一个矛盾，这个矛盾怎么解决呢？用半夏泻心汤。对于一些肠胃的病症，使用了半夏泻心汤，却没有解决问题，那么这个问题很有可能不是阳明病，而是太阳病。如果出现了太阳病，就要考虑用人参败毒散。

有的时候治疗脾胃疾病的时候，半夏泻心汤确实不是那么好用。因为半夏泻心汤是合阴阳的，但阴阳不交不一定是中焦的问题。《素问·阴阳应象大论》里面有一句话叫做"地气上为云，天气下为雨"。天地之气的交互，除了中焦人气的气交之变，还有天跟地的因素。有的时候是地里面的气上不来了它也会出问题，还有一种情况是天气下不来。天气下不来，地气就无法上升，中焦再接阴阳也没用。我们今天讲的太阳病，是顶部，是天气。《伤寒论》中有一句话很重要："凡病，若发汗、若吐、若下，若亡血、亡津液，阴阳自和者，必自愈。"什么叫"阴阳自和"呢？就是阴阳之间，有自己的节奏，阴阳按照自己的节奏来运行的时候，疾病就好了。

我们讲过桂枝汤，桂枝法的作用是通阴阳。因为阴阳之气不能顺接，所以要用桂枝法通一通。桂枝本来的作用就是通经脉，它是温通之药，桂枝汤里面用的很多药都是利小便、温通的。半夏泻心汤的作用是合阴阳，也是通的。我们今天讲的人参败毒散，既可以治疗太阳病的麻黄汤证、葛根汤证、桂枝汤证，也可以治疗少阳病的桂枝柴胡汤证或是小柴胡汤证，所以这个方非常实用。

我原来在临床上喜欢用经方，比如说葛根汤（治疗小儿感冒）、麻黄汤（治疗肺部感染）等方剂。但是后来慢慢的，经方就用得比较少了，因为很多病症人参败毒散用上去效果特别好，有的时候需要分辨一下寒热，寒的话加点热药，比如麻黄、干姜之类的；热的话就加一点栀子、黄芩，还有薄荷、连翘之类的透热的药，这个方就变成了寒

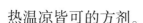

热温凉皆可的方剂。

人参败毒散是"解表之王"

为什么古人会推崇人参败毒散？首先，人参败毒散出自宋代的《太平惠民和剂局方》。这本书刊刻于北宋元丰年间，正是北宋的顶峰时期。科、教、文、卫各方面都得到了很大的进步和发展，所以官修《太平惠民和剂局方》影响特别大。《太平惠民和剂局方》里面的药偏向于温散，朱丹溪批判该书中方剂"辛散太过，辛热太过"，但是并不能因此否认其地位，书中有很多名方流传至今。人参败毒散在《太平惠民和剂局方》里用来治疗"天行病"，就是我们现在所谓的流行性感冒或者瘟疫。

2017 年的冬季，北京有一场流行性感冒，我自己也感冒了，一开始是按照《伤寒论》的方剂去治疗。葛根汤也用过，麻杏石甘汤也用过，用到最后发现越吃症状越加严重。后来是用什么办法解决的呢？用人参败毒散。

我自从悟透了这个方法之后，我给身边所有感冒的人开方的时候，就是用人参败毒散加黄芪，或者是人参败毒散配合补中益气丸，效果特别好。

人参败毒散该是预防流行性感冒、瘟疫的一个好方法。我们从它的根源上去看，它其实是预防、治疗流行性感冒、瘟疫的一个经典方。我以前跟大家说过，使用经方，我们一方面用它的本义，另一方面用它的引申义，人参败毒散引申出来的治疗范围很广。

比如外感，不管是风热还是风寒，用药的时候再加减一下。风热感冒，我们用人参败毒散要加一些辛凉的药；如果说是风寒感冒，加一些温热的药，甚至加麻黄、桂枝这种药都可以。

除此之外，人参败毒散还可以治疗内伤发热。因为这个方子里面有枳壳、柴胡、前胡，还有桔梗，都是开肺气的。中医认为有一种发热的原理是"郁而发热"，即郁热。人体内的气要聚在一块儿才会发热，气虚的时候是不会发热的。所以成无己在解释《伤寒论》发热的原理时，就是是寒气把人的气压聚在一块（类似于物理学中的压缩空气会发热）。所以人参败毒散的作用是把聚集的气给散开了，气散开了之后，热就没了。气郁的患者，普遍舌质暗红，如舌质鲜红要用柴胡类的方剂。有表证患者的舌苔，就好比镜子一样，能反光，还有点白腻。此外，还要看患者的寒热。有的是寒热往来，有的是高热，有的是恶寒，这三者在表证中都会出现。很多感冒或者局部炎症导致的发热，都可以用人参败毒散。

此外，凡是风类的疾病，伤着人的肤表，我们都可以用人参败毒散。而在外科疾病里面，不管是什么皮肤病，古人都把它叫作"风"。白癜风为什么叫白癜风？因为古人认为这种病是风气导致的。再比如说荨麻疹在中医中叫风疹。所有的皮肤病病位都在肤表，在肺部，都可以用人参败毒散。尤其是郁热导致的皮肤病，用人参败毒散效果特别好。《外科正宗》里面的人参败毒散又叫"十味散"，因为整个药方总共十味药。十味散在治疗皮肤病的时候，用得特别多。

还有，人参败毒散对应的是肺部、肺表，肺部还通于鼻，所以不少鼻炎的患者，也可以用人参败毒散治疗。

把人参败毒散治疗的范围进一步扩大，凡是表证，不确定表有没有解开，都可以先用人参败毒散。因为有表证，就得先解表，这是中医自古以来治病的先后顺序。因为表属于肺，华盖之表，处于最上边，在天地之间阴阳相交的过程中，它属于天，是最上的层次。如果天没有打开，阴阳二气是不能交通的，再用半夏泻心汤去"交阴阳"，去斡旋中焦也没用。而用人参败毒散，就可以把表解开，解开之后，阴阳就交通了。

比如用人参败毒散之前，感冒的患者大便不通，肺与大肠相表里，用人参败毒散之后，肺表一开，患者马上就腹泻，大便恶臭。腹泻之后，他的鼻子也通气了，感冒也好了。这是在用人参败毒散的过程中经常出现的现象。

除此之外，人参败毒散可以调节肺的宣发功能。很多人的肺功能失常了，皮肤会不透亮，看起来黝黑，或者有斑。此时用人参败毒散，可以开肺气，再稍微加一点白芷之类的药物，整个人看起来就有了精气神，美白效果特别好。

我们把人参败毒散的治疗范围定位在太阳病，认为它是一个解表之法。当然它还涉及少阳、阳明病。还有一种广泛的用法，就是当我们怀疑一个人有表证的时候，就可以考虑用人参败毒散。在用这个方的时候，用《伤寒论》里面一句话来说，此患者"有里复有表"，解表宜桂枝汤，治里宜四逆汤，这是寒邪导致的疾病。我们遇到不是寒邪导致的疾病，经常又有表证，又有里证，那应当先解表，解表就用人参败毒散。

人参败毒散的组成分析

人参败毒散中有柴胡、甘草、桔梗、人参、川芎、茯苓、枳壳、前胡、羌活、独活，刚好十味药。其中每一味药单独拎出来，都没有太大的作用。但是它们放在一起，作用就可大了。

羌活是很好的解表祛风的药，它主要用来治疗风湿之"邪在表"。我们在用它的时候，主要是用来解表，是治疗风湿头痛的一个非常好的药；独活按照归经来说，针对的是少阴经的头痛，所以它应该有一点壮阳的效果，能够刺激少阴经。少阴经普遍来说都有阴寒之邪，所以羌活跟独活两个放在一起，温补的效果会强一些。里面除热的药有两味，一味是柴胡，一味是前胡；解表用羌活、独活；利肺用桔梗、甘草，可以打开人的肺气；川芎行气，枳壳破气。

方中还用了人参，大家普遍认为"有表证不能补"。一般来说，肺部有问题，都是因为火邪克肺。所以肺有热的时候不能用人参，这是自古以来的禁忌。我们看整本《伤寒论》，凡是涉及表证的时候，都没有用人参。为什么没有用人参呢？是因为张仲景医术比较高超，而且那个时候用药比较粗暴野蛮，不会出现疾病迁延不愈，导致气虚的情况，所以用人参的概率很小。但我们现在有些人身体很虚弱，你给他开麻黄汤，吃下去病也不好。这个时候，如果还不给他补气，这个病就会"好无日"，就不知道什么时候能好了。我的观点是超过3天的感冒，就得用上人参、黄芪。

人参败毒散的组成有清热的，有宣发肺气的，有解表的，有补虚的，这些药放在一起，共同作用，产生了可以治疗胸膈以上的各种病症的功效。

人参败毒散怎么用？

人参败毒散的适用范围，我给大家列了4项：皮肤病、感冒、鼻炎、肺气不利。这些前面都讲到了。

其实还有一个是最关键的——痢疾。此处的痢疾，其实就是肠炎，是肠胃的问题，这也是我们用半夏泻心汤能引出人参败毒散的一个根本原因。但是痢疾属于肝脾不和，是大肠经的问题，这时就需要解表的药。比如说《伤寒论》里面治疗痢疾的有桂枝加芍药汤，还有葛根汤。

人参败毒散从治疗的范围来说，它属于治疗表证的方，不管是少阳之表，阳明之表，还是太阳之表，用它都可以起效。我们在看病的时候，不是执一法、执一方而不变，要看疾病处于什么阶段。只要有表证，就用人参败毒散，吃个三五天，先解表，然后再给使用半夏泻心汤，或者是用桂枝法，收效显著。

第四节　补阴阳法：补中益气汤

前面讲了厥阴病对应的桂枝法，阳明病对应的半夏泻心汤，太阳病对应的人参败毒散，本节讲少阳病，按理来说对应的应该是小柴胡汤，但是本节并不主讲小柴胡汤。因为小柴胡汤的运用范围是很广的，但是我们在发表的过程当中，如果解表无效，反而要考虑补虚。比如之前讲太阳病，一般会用人参败毒散去发表，人参败毒散里包含人参这种补药，但有时也是无效的，这时就可以考虑用含有黄芪的方剂。

含有黄芪的方剂有很多，但《伤寒论》中不用黄芪，《金匮要略》在治疗虚劳、黄汗、溢饮时用了黄芪。对于《伤寒论》来说黄芪是无用之物，对于《金匮要略》来说黄芪则是常用之物。《伤寒论》又叫《伤寒卒病论》，卒就是短期，卒病偏向于外感、短期内的疾病。其实长期的疾病我们在《伤寒论》里也能看得到，在使用柴胡类方剂的时候，一般会有伤寒发汗十余日，或者十三四日，或者是七八日，这种情况是疾病经过一段很长的时间误治，病程比较长，正邪交争导致人体正气得消耗比较严重，此时应用含有黄芪的补剂，比如在发表的药里面添加黄芪，或者是直接用补中益气汤。另外，黄芪是治疗表虚证的，比如以黄芪为君药的玉屏风散，它治疗因为表虚导致的出汗。当我们用一些发汗的方剂，比如麻黄汤或是含有麻黄的发汗方剂，用了之后患者会出汗的，很容易形成表虚证，这是可以用补中益气汤的时机。

补中益气汤有柴胡类方剂的治疗特色，都是病了十多天之后才会用的。小柴胡汤里含有柴胡、人参、甘草，这几味药其实是补泻兼有，柴胡是泻的，甘草和人参是补的。补中益气汤把小柴胡汤拿过来，去了半夏，再加了黄芪和升麻之类的药，这是一个变法。小柴胡汤可以升少阳之气，加入黄芪之后又可以制约太阴，它其实是把中焦脾胃和少阳胆升发的功能都扶起来的方剂。所以当我们遇到久病的患者，就要考虑用补药。但是怎么补？表有没有虚到一定要补的程度？还要仔细分辨。

前面讲了人参败毒散是发表的药，当发表药效果不好的时候，那就应该想到是不是因为有正虚，有气虚。同样，在外感疾病之中，比如用了葛根汤，用了麻黄汤，用了桂枝汤，都没有效果，那应该转而使用小柴胡汤。小柴胡汤是三阳皆治的，针对的是人体的正气虚，还有外感发热的情况。所以凡是外感发热退不下去的时候，我们就会用小柴胡汤，效果特别好。

补中益气汤的来源

补中益气汤来自于《内外伤辨惑论》，作者是金元时代的李东垣，他生活在金代的北方地区，在壬辰年，北方发生了瘟疫，当时北方的人按照《太平圣惠方》《太平惠民和剂局方》的防疫方法，以麻黄辛温之剂发汗去治疗，结果"患者多死"。在瘟疫灾荒这样的年份，很多人是弱肉饥肠，缺少食物，所以李东垣就想到正气虚的因素，就用了治疗内伤的方法，即补脾胃的方法去治疗，然后就发现"应手而愈"，之后"救人无算"。

我曾专门按照天干地支的五运六气运算，在那一年三四月份的时候，主运是火不及，然后太阳寒水司天，所以那年的夏天其实是阳气极虚，心阳、脾阳都受到寒湿的影响，他们之所以用辛温的药，就是因为那年是太阳寒水，还有火不及。但是为什么没有效果？就是因为这一年它有中运，是丁壬化木、木太过，损伤了脾胃，脾胃损伤之后，那"化"就绝了，很多人就没办法消化，没办法摄入营养了，而这时候因为寒气很重，所以在治疗发热的时候，应该用甘温补养之法，于是有了所谓的甘温除大热。很多人不理解为什么会用甘温除大热法，其实就是因为太阳寒水和火不及的主运寒气太重了。那寒气太重了可不可以用附子？应该也是可以的。瘟疫肯定是通过口鼻而入，治疗首先应该是发肺表，用附子的话也可以，但是附子不发表，治疗上没那么直接。扶阳的药里，扶下焦之阳是用肉桂、附子，扶中焦之阳是用干姜、肉豆蔻、砂仁，扶上焦之阳就是生姜、黄芪这一类的药物。所以"甘温除大热"理论是基于太阳寒水司天和火不及的运气提出的。

此种运气主时阳气比较弱，而且还有木克土导致的脾土的问题，所以治疗疾病一面要用甘温药除寒，一面又要发表，但发表的话，人脾胃又很虚，那就只有用黄芪。黄芪是很剽悍的药。如果身体没病，湿气不重，喝黄芪泡水，它的剽悍之气马上就会使人上火。

当我们用五运六气来解释中国历史上很多医家治病的方式方法，底层的逻辑就一目了然。李东垣找了《内经》的条文去佐证他的思路："劳者温之，损者温之，盖温能除大热，大忌苦寒之药泻胃土，今立补中益气汤。"李东垣的《脾胃论》里有五脏的补泻学说，实际上他的理论体系很粗糙，如果学了五运六气之后再去看，就会觉得有的内容说得很对，有的就是"为赋新愁强说愁"，说得不通、不透。

那再看前面说的黄芪，黄芪是补气的药，正邪交争之后，邪气弱了，正气也弱了，这时候人就会发热，但是这种热不是阳明病的那种高热。比如小孩子一发高热就是 40℃，但是中老年人，或者比较虚弱的人，发热可能是 37.5℃，甚至有的人觉得 37.2℃ 就是高热，因为他的体温很少有超过 37℃ 的时候。黄芪其实就是补人之气，提高人的免疫力，也能够使人的气到达一个顶峰，所以凡是表虚证，都可以用黄芪。但是黄芪补气补的是剽悍之气，剽悍之气在中医里面就是卫气（营气是柔润之气，卫气是剽悍之气）。剽悍之气浮在上面，在卫分行走；营气能够濡润血脉，比较柔润，它就在血脉里面行走。平时气在人体内是均匀分部的，但是黄芪将气往上送，补胸中大气，这个时候再加入一点升麻和柴胡，就可以起到除热的作用。

柴胡本身就有泻热的作用。《神农本草经》里面说柴胡的作用是推陈致新、涤脏腑、清热解毒。患者病久了体内肯定会产生很多的病理产物，阻滞经络，这个时候用柴胡推陈致新，患者就会觉得很舒服。就比如放血，把血液里的黏稠之物、湿浊之物放出，慢慢就会感觉身体变轻灵，很舒服。

补中益气汤中还有人参、白术和甘草，这是甘温的代表，这三味药是补虚的，因为脾胃内虚。这几个药搭配其实很容易上火，在导致上火的条件中，黄芪是最主要的原因。所以为了减轻黄芪带来的副作用，就用了当归。当归是柔润之物，黄芪补人之卫气，剽悍之气，一吃进去之后气马上就浮出来了，保护伞就出来了，这个时候要用绳子把它圈住，就用当归去补血。当归是很滋润的，它一补血就平了这剽悍之气，阴阳相互平衡，有了当归和黄芪在一起，就可以减轻上火的副作用。

张锡纯在《医学衷中参西录》里喜欢用知母或用石膏配黄芪，这种搭配怎么吃都不上火，这是因为知母有滋阴的作用，石膏本身凉润，有清热的作用，和黄芪放在一块就不上火了。但是甘温所除的大热是因为火郁住了，被寒邪包住了，这个时候就只能用当归，当归这味药本身是甘温的，是补药也是温药，跟黄芪搭在一起，黄芪多补一分气（阳），当归就多补一分血（阴），阴阳相抱。在大出血之后，人就会表现出虚象，就会有气虚导致的高热，看起来与白虎汤证类似，这个时候要用当归补血汤。当归补血汤的组成是当归一分，黄芪六分，这种配比止血效果特别好，治高热的效果也特别好，其实也是甘温除大热，与补中益气汤有同样的思路。

补中益气汤里还会加陈皮，陈皮的作用是什么？陈皮是味理气的药，为什么理气药里以陈皮最上？因为陈皮本身也是食物，是无毒的，按照《神农本草经》的定义，它是上品，是可以久服轻身延年、长生不老的。再看李东垣对它的解释："内伤脾肺，乃伤其气，外感风寒，乃伤其形，伤其外为有余，有余者泻之，伤其内为不足，不足者补之。"外感也分表实证和表虚证，表虚证用桂枝汤，它其实用的不是泻法是补法；麻黄汤是泻法，针对的是表实证。

同样是虚证，桂枝汤证和补中益气汤证有什么差别？桂枝汤证适用的是营卫不和，而补中益气汤证适用的是脾胃内虚，脾胃内虚导致纳差，胃气化源不足。怎么区别外感的桂枝汤证和内伤的补中益气汤证？其实关键要看脾胃，脾胃虚则不是实证，不是桂枝汤证。桂枝汤证患者的脉是阳浮阴弱，两寸脉是浮大的，两尺脉是弱的，补中益气汤证刚好相反，患者是右脉大于左脉，是内伤疾病。内伤的发热与桂枝汤证的发热不一样，桂枝汤证的发热同时怕冷，而补中益气汤证的发热是夜间发热。发热的表现形式不一样，所以治法不一样。

内伤的治法就是用补中益气汤补脾胃，补脾胃之后热马上就会下去。针对不明原因的发热，一般来说首先考虑小柴胡汤，因为小柴胡汤是解热、清热的一把好手，但是对有的患者用小柴胡汤是没用的，这时就用补中益气汤。用补中益气汤的指征有哪些？它针对的发热是夜间燥热，就是晚上要睡着的时候，不想盖被子的那种热，会出现手心发热，而外感的疾病是手背发热。最关键的指征是右脉大于左脉，脾肺脉要比心肝脉更大，这个时候就可以用补中益气汤。李东垣将这种发热叫阴火，阳火是白天发热，阴火是晚上发热，其实很好辨别。外感与内伤发热的鉴别点其实就是发热的时间点，脾胃内虚的内伤感冒还有纳差，这是李东垣设计补中益气汤的初衷。

大家可能都得过流行性感冒，为什么流行性感冒会伤脾胃？因为即便一个人痊愈了，他身边的人还携带病毒，那就会互相感染，人不断地与体外的病毒做斗争，正气是在不断消耗的，所以很多人流感会反复发作。这个时候就需要补正气，要用补中益气汤了。我们在治疗或者预防流行性感冒的时候，需要把握一个原则，就是让人体的正气充足，只有正气充足了，才能彻底地抵御来自病毒的侵扰，这就是补中益气汤的本源。但是并不是说补中益气汤就只能用在这里，它的应用范围很广。不论是麻黄汤也好，桂枝汤也好，一开始都是治疗风寒感冒或是伤风感冒的，但是后来发现，只要是营卫不和就用桂枝汤，只要有表证就可以用麻黄汤。那我们在用补中益气汤的时候也是，只要有中气虚，脾胃内伤，就可以用补中益气汤。我们再简化一下，凡是疾病超过 10 天以上，就要考虑一下补中益气汤加减了，不管是表证还是里证，十有八九能奏效。

补中益气汤的运用时机

第一个时机就是外感疾病。人外感发热如果用了葛根汤、麻黄汤、人参败毒散效果都不好，要考虑是不是内伤，或者是用小柴胡汤试一试，如果说小柴胡汤不行，那就用补中益气汤。然后是瘟疫，就是现在所谓的流行性感冒，一开始可以用一些宣肺、清热的药，比如麻杏石甘汤。一般来说，用这类药的前三五天效果很好，但是想彻底地把病毒消灭的话，这远远不够，流感到了第三五天之后就得用治温病的药加上补中益气汤，这样效果就好起来了。

第三个时机是在内伤方面，就是中气下陷。比如有的人眼皮下垂，有的人是胃下垂，有的人子宫下垂，有的人小肠下垂，有的人全身肌肉下垂，这些都是中气下陷的表现，都可以用补中益气汤。

第二个时机是在产后。比如妇人乳房下垂，除了中气下陷还有肝阴虚，因为柴胡本身有劫肝阴的作用，所以柴胡可以少用一点，然后加一些补血补肝阴的药。产后子宫下垂、肌肉下垂都可以考虑用补中益气汤加减使用。

第四个时机就是气虚诸病。凡是有气虚的情况都可以用，比如说糖尿病、脾胃病等。

第五个时机就是不明原因的发热。很多不明原因发热就是内伤发热，就是李东垣提出补中益气汤针对的初衷。

补中益气汤的使用指标

在使用补中益气汤的时候，首先是看舌。如果舌质是非常暗的，没有舌苔，这种是阴虚比较明显，再用甘温除热法的话，很容易上火。

补中益气汤的组成其实已经有对上火的制衡机制了，但是对阴虚的人来说上火还是很难避免，所以要舌质淡，苔白的话才可以用。还有就是脉象上，一般来说脾胃内虚的脉象是右关脉无力，或者是右脉大于左脉，右脉大于左脉其实是看整体的脉象，不管是寸、关、尺，只要右脉大于左脉，就可以用补中益气汤。再有就是凡是中气下陷者，气短、四肢无力、大便溏泻，皆可使用。

第五节　交阴阳法：麻黄附子细辛汤

秋分节气之后，五运六气的条件就发生了很大的变化。实际上从秋分那天开始，我们身边很多人都会出现感冒的症状，一些人感觉鼻子不舒服，免疫力稍微差一些的人，可能就已经感冒了。二十四节气中的任何一个节气换季时，都会导致体内正气比较弱的人出现问题——有的是固有疾病的恶化加重，有的是患上外感疾病。这就是运气（或者说气候）变化的时候对人体的警示作用。

秋分之后气温降低，气温低在五运六气里面是燥金，秋分之后，燥金就会异常旺盛，主气、客气都是燥金，主运是金太过。我们在临床上要时刻关注运气条件和气候对疾病的影响。

前两天我看了一本书，是山东中医药大学王振国主编的《中医医史文献和中医文化》，书有一篇文章，我觉得特别好。大概是说民间中医的发展经历了一个很漫长的过程，这既是一个经验积累的过程，也是一个理论升华的过程。在这个过程当中，民间医生积累了很多好的案例，但是由于民间医生的理论和知识水平有限，无法将理论系统化，所以不能把案例很好地呈现出来。很多时候就是"一招鲜"，就是把一个方一种药用到极致。但是，理论无法系统化，就很容易出偏颇。本章讲伤寒六经大法，是希望通过伤寒六经这个系统化的理论，对时方和经方做一个比较好的概括，让大家辨证分析，而不是说遇到所有的病都用一个方，否则就走了偏门。

凡事都有对立面，这是世间必然存在的大道。万物负阴而抱阳，有阴必有阳，那么当阳气跟阴气抱在一块儿之后，阳气不肯出来，那就要用本节要讲的这个方子——麻黄附子细辛汤。这个方是交阴阳法，阴阳不和，病必不愈，阴阳和者病必自愈，我们治病就是要调阴阳。

麻黄附子细辛汤的主证是"少阴病，脉微细，但欲寐"。我们在看到"少阴病脉微细，但欲寐"的时候，就要想到有一些虚人（如老年人）在感受寒邪之后会感冒。按理来说，少阴病应该是阳气不足，应该不发热，但是如果脉是沉脉，反而发热，这个时候我们就要用麻黄附子细辛汤去治疗。

如果主运主气里面有太阳寒水，客气里面又有太阳寒水，主运里面有水太过，客气还有协助生水的气（比如金太过），寒气就会非常厉害。在这种条件之下，正常人感受到了寒邪，也会出现"但欲寐，发热，脉反沉"。此时我们治疗感冒，就不是用人参败毒散，也不是用麻黄汤，因为患者有里证，如果不用附子之类的去里寒的药，就发挥不了作用。这就是麻黄附子细辛汤（或者麻黄附子甘草汤）能够发挥作用的场景。

扶阳学派常用麻黄附子细辛汤治疗暴聋、暴哑、暴盲。什么是暴呢？就是突然。因为人体阳气比较虚，突然受到外界寒冷之气的侵袭，导致阳不出阴，于是眼睛就看不到了，因为上部属阳，阳没有了耳朵就会听不到，嗓子就说不出话，眼睛就会看不到。不管是暴聋、暴哑还是暴盲，都是因为寒气把人体的阳气封固在下焦了。这些看似是外感疾病，实则是内伤加外感导致的疾病。出现这种情况，我们治疗的时候，就用麻黄附子细辛汤，它就是用来引阳出阴的。

陈修园一生著有很多书，每一本都有它的深意，其中《伤寒医诀串解》是陈修园晚年的时候写的，那个时候他的医学造诣已经臻于化境。燕京伤寒学派多从刘渡舟老的理论，他们所用的诊疗范式都是来自于陈修园的《伤寒医诀串解》这本书，都是来自陈修园的对《伤寒论》的理解。现在的高校教材《伤寒论讲义》中的内容，也是从陈修园的这个体系里面选取的，但是有一些内容被删减了。比如陈修园认为麻黄附子细辛汤、麻黄附子甘草汤，都叫微发汗法，就是稍微发一下汗。这两个方法类似，都有"交阴阳"的功效。

麻黄附子细辛汤和麻黄附子甘草汤微发汗、交阴阳的功能是如何实现的呢？我们还是要把方药的使用场景扩大化。当我们在看病的时候，很难遇到典型的病例，类似前文说的因为天气突然寒冷，导致人体上焦器官的功能不能发挥而暴聋、暴哑、暴盲的病例是比较少见的。我们常见的是和它的发病机制一样，但是表现症状不一样的病例，这些病例的病机就是阳不出阴。此时如果使用四君子汤或者半夏泻心汤治疗，我们觉得对症，但是用下去之后没有效果，这个时候就要考虑患者有没有表证。这种表证会偏向于热性、中性，如果它是寒性的，就不会有"心下痞"了。有一类人平素阳气很虚，常表现出类似少阴病的症状，但又不是完全的少阴病。如果一个人六脉皆沉、但欲寐，我们一看就知道他是少阴病，需要用附子类的方子。但是大多数人的脉跟正常脉差别不是太大，稍微有一点点沉，有阳虚的表现，而他的主要症状又不是阳虚。这个时候要用麻黄附子细辛汤作为开门方。这个开门方，我也是向火神派学到的。我和云南吴佩衡的后代在读书的时候经常交流，后来我们把我的半夏泻心汤和他的麻黄附子细辛汤结合在一起，写了一篇文章，文章在《中华中医药杂志》发表了。

前面讲的半夏泻心汤是开门方，麻黄附子细辛汤也是开门方。半夏泻心汤是中焦有湿热的开门方，麻黄附子细辛汤是上焦有寒湿的开门方。只要寒湿在上焦，就会盖住下面的卫气，阳气出不来，就被封存在阴里面了。我们要做的事就是把这个封印解开，因为"阳气者，若天与日，失其所则折寿而不彰"，如果阳气没有出来，人体是抵抗不了病邪的，是不可能恢复正常的。我们用麻黄附子细辛汤，就是把在表的寒邪剥开，让阳气抒发出来。

火神派就是用这个方法。对于寒性疾病的人，比如常常腰酸背痛，有肾虚的表现，而按照补肾的方法给他开药，吃下去一点效果都没有。这种情况要怎么办？那就先要用开门方先吃三到五天。我喜欢用半夏泻心汤作为开门方，因为我治疗的患者一般偏向于热性，适合用半夏泻心汤。至于寒性的患者，就用麻黄附子细辛汤，先把封固的阳气给引出来，之后再根据病情补脾胃、补肾、疏肝理气，这样才能发挥药物的作用。

一些患者有明显的阳虚的症状，四肢冷，睡不醒，就是阳不出阴的表现。因为阳入于阴就能睡觉，阳不入阴就会失眠。就可以先给他吃麻黄附子细辛汤或者麻黄附子甘草汤，解决睡不醒的问题，患者马上就有精神了，之后再给他治病，效果就会好很多。

麻黄附子细辛汤除了治疗老年人感冒，还可以治疗阴寒之邪、痰饮之邪导致的疾病（比如水肿）。对于患有阴寒性疾病，表现出阳虚症状的人，就用这个方吃上几天，很多其他的症状就表现出来了，就可以辨证开方了。

在用麻黄附子细辛汤的时候，我会很谨慎，因为这个方子里面的三味药，都是某种意义上的"毒药"。第一个就是麻黄，麻黄这味药是很难用的，因为麻黄性燥，用了之后对人体的心液的损失是很大的，所以如果患者本身有心脏方面的疾病，应用麻黄就要再三考量。另外一个就是附子，它是一味毒性非常强的药。我在用的时候，一般会嘱咐患者，附子要先煎 45～60 分钟，再把其他药放下去煮。这样附子的毒性就会降低很多。最关键的一个是细辛，一定要注意使用剂量。中医常言"细辛不过钱"，《中国药典》规定用量不能超过 3g。

在这种情况之下，有一些变通之法。比如说发现一个人有阴寒之邪，而且他又有心脏问题，就把麻黄换掉，改用苏叶，还可以加入一些补肺、补津液的药，比如南沙参、北沙参等，就会较为稳妥。

第六节　别阴阳法：理中丸

前文讲的各种方法，都是围绕着《伤寒论》里面一句话："凡病，若发汗、若吐、若下，若亡血、亡津液，阴阳自和者，必自愈。"我们用的这些方法，都是在调和阴阳，调和阴阳是治病的终极方法。其实六经（三阴三阳）辨证，归根结底还是阴阳，卫气营血辨证也是有卫气和营血的阴阳对立，三焦辨证也是围绕着阴阳。中医理论一直在讲阴阳，这也是中国古典哲学融入医学之中的必然结果。

前文讲了阳不入阴、阳不出阴等阴阳不调的问题，而人最为危重的情况就是阴阳离决。

《素问·生气通天论》有言："阴平阳秘，精神乃治；阴阳离决，精气乃绝。"万物负阴而抱阳，阴与阳本来相互为根，但是当疾病出现，阴与阳会分开。如果病情危重，阴跟阳之间无法相入，它们就互相离决了，人就会死亡。

中毒就是这样一个过程。大多数中毒都会出现肠胃反应，上吐下泻，是因为当毒物进入人体，人体会有应激反应，要把这些东西吐出来，或者泻下去，这种情况在中医中称为"霍乱"。本节要讲的理中丸，针对的就是上吐下泻的中毒情况。

我们在生活会见到食物中毒的现象，这个时候理中丸就派上用场了。当出现这种上吐下泻的中毒的情况，首先可以服用大量的甘草或者绿豆水。绿豆解百毒，《神农本草经》说其可解七十二种毒。如果呕吐很严重，建议服用小柴胡汤。腹泻严重的，可以服用小檗碱（黄连素），因为黄连也能解百毒，有厚肠止泻的作用。理中丸和附子理中丸等药物，在解毒时候的作用就是"厚肠胃，补脾胃"。此外，对于脾阳虚，使用理中丸也是一个非常好的方法。

在《伤寒论》里，理中丸有的时候也叫人参汤。叫理中丸还是人参汤，是看以哪味药为主。理中丸主要针对霍乱，与小建中汤有很大的差别。理中者，"理"中焦；建中者，"建"中焦。那么理中焦"理"是什么意思呢？"理中"跟"建中"的差别是什么呢？

"理"，左边是一个"王"字，在汉字中，王字旁代表玉，基本带王字旁的字，都跟玉有关；右边的"里"是上面一个田，下面一个土，它是指用尺子去丈量土地，所以"理"字有制玉的意思。制玉就要"如切如磋，如琢如磨"，就是使用专门的工具去把玉石外面的杂质切掉，然后再磋开、打磨。综上，"理"字的意思就是按照一定的方法，把错综复杂、相互交杂的物质，捋顺整齐。

为什么要理中焦？中焦是本来阴阳交和的地方，如果上面吐，下面泻，就是阳不归阴、阴不归阳，状态混乱。这种情况之下，我们就应该把阴阳分开来，我称这种方法为"别阴阳法"。

别跟辨，其实是一个意思。"辨"，是两个"辛"字中间夹着一个"刀"字，用一个刀把东西劈开，这个行为叫"辨"。"别"是左边一个"另"字，右边一个"刀"字，也是把东西给分开。"理"是把事物理顺，所以也可以称本法为"理阴阳法"。"别阴阳法"与"通阴阳法""合阴阳法""开阴阳法""补阴阳法""交阴阳法"等一起，成为"阴阳和"的六大法。

理中丸是一个十分常用的方，后世的医家对理中丸加以化裁，比如把干姜换成茯苓，就成为四君子汤。现今四君子汤用得比较多，理中丸用得比较少。因为很多人认为理中丸里面的干姜是温热之药，对一些阴虚、便秘的患者不适用。

理中丸中的干姜有什么作用？干姜可以开中焦，固中焦，温脾阳。中焦有寒，就可以用干姜。可以把干姜换成生姜，生姜是止呕去水的，止呕效果会更好。《神农本草经》中有这样描述："干姜，味辛温，主胸满，咳逆上气，温中止血，出汗，逐风湿痹，肠澼下痢。生者尤良，久服去臭气，下气，通神明。生山谷。"干姜是用来补阳的，生姜主要的功能是止呕、去水气，二者还是有一定差异的。实际上生姜吃多了，也容易导致上火，所以我们在用生姜的时候，为了不让人上火，会用带皮的生姜，因为生姜皮可以行水利尿，火就会从小便而下。

接下来谈谈白术。我们看到理中丸的加减法里提到"痢下多者，加白术"，就是说腹泻得厉害的时候，就要加重白术的用量，腹泻说明脾出现了问题，而白术本身是健脾的药，所以要重用。

再来就是人参，人参在这里的主要作用是补后天的胃气。它和白术的健脾作用不一样，人参补胃气，是使人尽快把胃口打开。

最后一味药是甘草。《神农本草经》认为甘草："味甘，平。主五脏六腑寒热邪气，坚筋骨，长肌肉，倍力，金创尰，解毒，久服轻身延年。"它对五脏六腑都有补益的作用，此外，甘草还能治"金疮尰"。它还有"坚筋骨，长肌肉，倍力"的功能，这是因为甘草具有保存津液的作用。陈修园认为《伤寒论》的主旨是存津液，《金匮要略》的主旨是保胃气。甘草最大的作用就是"存津液"，如果有人小便不利，服用甘草后症状会加重，这是因为甘草能阻止人体排出津液。现代药理研究表明，甘草会导致人体水钠潴留，这也是甘草存津液作用的佐证。

清代名医莫枚士的《经方例释》认为群方之首不是桂枝汤，而是甘草汤，甘草汤方中只有甘草一味药，这也显示出甘草的地位。理中丸中为什么要用甘草？因为霍乱上吐下泻，人体的津液大量丢失，这样人很快就容易脱水，在古代没有静脉输液的保障，甘草存津液的作用就十分重要了。

除了治疗霍乱以外，在临床当中，什么时候可以用理中丸？当我们发现患者脾阳虚的时候，常常使用理中丸。脾阳虚的症状就是四肢冰冷，吃进去的东西消化不了，还经常腹泻，或者是完谷不化。脾阳虚是基础的病机，由脾阳虚导致的出血，也可以用理中丸治疗。这个时候，可以把干姜换成炮姜，效果会更好。中医治疗各种血证，多数会用寒凉的药。陈修园就此提出过质疑，在《医学三字经》里说黄土汤才是治疗血证的最关键方剂。实际上，黄土汤就是从理中丸演化而来的，所以止血也是理中丸的一个用途。

生活中，我们会发现有的人口水特别多，有的人没有口水。如果你发现一个人口水多，那他十有八九是脾虚或肾虚。中医将口水称为涎唾，脾主涎，肾主唾。遇到经常吐口水的人，一般脾胃比较虚，肾阳也比较虚，就可以用理中丸。如果是常口渴的人，一定是有热，得用半夏泻心汤；如果一个患者满口津液，可是不想喝水，可能是阴寒很盛，脾阳虚，这就有机会用上理中丸了。

理中丸运用的范围很广，但是现在临证中理中丸应用得并不多，因为理中丸的效果比较温和，起效很慢。干姜较为燥热，理中丸里面加了白术和甘草等缓解干姜烈性的药物，所以起效比较慢。后人在理中丸的基础上加了附子，成为附子理中丸，在临床应用得较多。

理中丸在临床上解决疑难杂症的意义不大，但是它可以作为一个备选的方案。半夏泻心汤是由理中丸加减而来的，理中汤去掉白术，加上黄芩、黄连、半夏，就变成了半夏泻心汤。实际上，这两个方是一阴一阳，互为阴阳，一个是让阴阳相入，相互拥抱；一个是让阴阳相离，让阴跟阳分开。在临证时如果实在没有思路，假如病症是热性的，患者心烦，睡不着觉，先用半夏泻心汤；如果患者满口津液，四肢发冷，就先用理中丸。用这两个方把中焦顾护住，患者中焦健运，不管什么病都会改善。

大家要清楚，理中丸这个方不是什么大方，也不是什么奇方，但是它能守正，守正就能救命。